中国医改发展报告

（2009～2014）

《中国医改发展报告》编撰委员会　编

中国协和医科大学出版社

图书在版编目（CIP）数据

中国医改发展报告：2009~2014 /《中国医改发展报告》编撰委员会编.
—北京：中国协和医科大学出版社，2015.4
ISBN 978-7-5679-0278-7

Ⅰ.①中… Ⅱ.①中… Ⅲ.①医疗保健制度-体制改革-研究报告-中国-2009~2014 Ⅳ.①R199.2

中国版本图书馆 CIP 数据核字（2015）第 066746 号

中国医改发展报告（2009~2014）

编　　者：《中国医改发展报告》编撰委员会
责任编辑：韩　鹏　许进力

出版发行：中国协和医科大学出版社
（北京东单三条九号　邮编 100730　电话 65260378）
网　　址：www.pumcp.com
经　　销：新华书店总店北京发行所
印　　刷：北京佳艺恒彩印刷有限公司

开　　本：787×1092　1/16 开
印　　张：5.5
字　　数：65千字
版　　次：2015 年 4 月第 1 版　　2015 年 4 月第 1 次印刷
印　　数：1—4000
定　　价：25.00 元

ISBN 978-7-5679-0278-7

（凡购本书，如有缺页、倒页、脱页及其他质量问题，由本社发行部调换）

中国医改发展报告（2009～2014）

（2015-3）

编委会名单

参编人员名单

编写组长：代　涛

陈　瑶　董艳锋　胡红濮　王　芳
杨肖光　杨越涵　郑　英　朱　坤

前　言

新一轮医改实施以来，按照“保基本、强基层、建机制”的原则，坚持“人民群众得实惠，医务人员受鼓舞，党和政府得民心”的目标，在医疗保障制度、基本药物制度与基层卫生综合改革、公共卫生服务均等化、公立医院改革试点等方面取得了显著进展，“看病难”、“看病贵”的突出矛盾有所缓解，但与满足人民群众的需求还有较大差距。如何科学、客观、全面判断医改取得的成效、存在问题及原因、下一步改革策略，各方面仍存在一些分歧，认识不尽相同，这也是任何改革进程通常会遇到的情况。原因是多方面的，一是由于所处角度不同，代表利益群体不同，得出结论有时大相径庭，较难客观；二是简单套用国际经验或者教条理论，观察机械和片面，难以全面、历史、辩证地分析医改进展；三是科学性、专业性不足，政策分析评价的数据不够详实、方法不够科学。

医改是世界性难题，既要遵循医疗卫生事业改革发展的内在规律，又要紧密结合中国实际，解决办法不可能唯一，只能针对实际情况采取科学合理的政策措施逐步推进。作为专业机构的第三方，对医改这一复杂政策的目标、内容和实施效果进行系统梳理和客观评价，有利于判断形势、总结经验、发现问题、分析原因，为今后深化改革提供借鉴。

开展医改评价研究，是一项十分复杂的工作，难度很高。做好医改评价工作，既需要扎实的理论功底，也要深刻了解医药卫生事业改革发展的内在规律；既要了解国际经验，又能够紧密结合中国经济社会发展实际；既要分析长远目标的实现，又要评价具体政策的推进。我们将坚持客观性、科学性、专业性、引导性和逻辑性等原则，基于事实证据，突出独立性和原创性，力求对2009~2014年期间的医改工作做出科学、客观和简明的分析判断。

本研究紧扣医改政策目标，评判医改进展和目标实现程度；围绕医改重点领域，总结经验、发现问题、剖析原因；结合国家改革发展新形势，对深化医改提出意见和建议，为制定“十三五”规划和推进2020年医改目标实现提供参考。

目　　录

第一章　医改政策的演变与新一轮医改的主要内容

医药卫生体系是国家经济社会发展的重要组成部分，医药卫生体制改革的理念和政策措施也受到不同时期经济社会体制改革的重要影响。改革开放以来，我国以经济建设为中心，以建设社会主义市场经济体制为目标，取得了举世瞩目的成就。由于时代背景和思想认识的偏差，社会领域的许多改革曾出现直接套用经济体制改革的思路和做法，在取得一些进展的同时也带来了严重的经济社会发展不平衡等问题。作为民生领域重点之一的医药卫生体制改革也曾走了一些弯路，医疗卫生服务的公平性、可及性受到严重影响，医疗保障制度不健全，“看病难、看病贵”成为公众面临的重要民生问题，引起政府和社会高度关注。改革开放 30 多年来，我国医药卫生事业取得了巨大发展，医药卫生体制改革不断深入，但改革政策都与当时的经济社会发展阶段性特点紧密相联。2009 年的新一轮医改，是在总结改革开放 30 年卫生事业改革发展经验和教训的基础上，经过广泛讨论和深入研究做出的重要决策。新一轮医改实施近 6 年来，取得了一系列的重要进展和成效，积累了重要的经验，但也面临新的形势和挑战，仍需要进一步深化改革，确保到 2020 年建成中国特色的基本医疗卫生制度，为实现全面建成小康社会的目标做出积极贡献。

第一节　改革开放以来我国医改政策的演变

改革开放30余年来，我国以经济建设为中心，社会主义市场经济体制逐步建立和完善，市场机制日益成为生产要素与经济资源配置的主要手段。在医药卫生领域的改革中，也体现了经济社会发展的时代特征。

一、不同时期的医改政策体现着经济社会发展的时代特征

（一）1978~1992年：以扩大医院经营自主权为主的政策放开阶段。

1978~1992年是中国改革开放的探索阶段，放权让利、经营搞活成为当时社会的主流思想。在国家各项政策逐步放开的背景下，医药卫生领域也同样体现了与计划经济时期不同的管理理念和经营意识，其核心是扩大医院的经营自主权。

1985年，国务院在批转的卫生部《关于卫生工作改革若干政策问题的报告》中提出，"放宽政策，简政放权，多方集资，放开搞活，开阔发展卫生事业的路子"，集中体现了当时国家放宽医疗卫生领域政策、鼓励借助经济手段发展卫生事业的基本思路。"承包责任制"、"有偿业余服务"、"调整服务收费标准"、"以工助医"等与经济手段相关的改革措施也在随后的政策中不断出现。

（二）1993~2002年：建设市场经济体制背景下的医改探索。

1992年党的十四大明确提出建立社会主义市场经济体制，标志着中国改革发展进入了新阶段。在这一时期，中小型国有企业转制改革全面推开，市场化的价格形成机制开始建立，一系列与市场经济体制相关的支撑性制

度开始建设，例如中央地方分税制、社会保障制度等。

这一时期的医药卫生领域改革仍然套用了经济体制改革的基本思路，很大程度上是靠发挥市场机制的作用。1992 年 9 月，卫生部下发《关于深化卫生改革的几点意见》提出，卫生事业是公益性福利事业，要拓宽卫生筹资渠道，完善补偿机制等，鼓励采取部门和企业投资、单位自筹、个人集资、银行贷款、社团等渠道扩大筹资来源。值得注意的是，这一阶段改革的重点已开始从具体政策过渡到制度建设和体制机制改革。

1997 年《中共中央、国务院关于卫生改革与发展的决定》（简称《决定》）明确了卫生工作的奋斗目标和指导思想，提出了卫生改革的总要求，主要包括改革城镇职工医疗保险制度、改革卫生管理体制、积极发展社区卫生服务、改革卫生机构运行机制等。2000 年 2 月，国务院办公厅转发国务院体改办、卫生部等 8 部委《关于城镇医药卫生体制改革的指导意见》以及多个配套政策，内容涵盖医疗机构分类管理、卫生事业补助、药品集中招标采购与价格管理、药品收支两条线、区域卫生规划、卫生监督体制改革、卫生事业单位人事制度改革等方面，这些政策进一步明确了改革的内容，也成为一个时期深化医改的政策依据。但由于医改的基本模式仍不够清晰，政府职责和市场机制的作用等根本性问题也存在争议，加之一些政策操作性不够等多种原因，《决定》落实的程度与期望之间形成较大差距，在一些地方甚至引发了公立医院产权改革的风潮。

（三）2003~2008 年：执政理念的变化和经济社会发展迫切要求深化医改。

随着市场经济体制的初步建立，2003 年中国改革进入一个新阶段。十六大提出了全面建设小康社会的奋斗目标，十六届三中全会提出“坚持以人为本，树立全面、协调、可持续的发展观，促进经济社会和人的全面发展”的科学发展观，教育、卫生、文化、社会管理等社会领域改革得到更多重视。新的执政理念要求进一步深化改革，坚持“以人为本”的执政理念，树立全面、协调、可持续的科学发展观，着力构建社会主义和谐社会，这些构成了深化医改的时代背景。医药卫生事业是关系全民利益的重大民生工程，事关社会稳定与公平正义，需要公共政策予以保障和实现。

2003 年暴发的 SARS 事件，充分暴露了我国公共卫生体系的脆弱性，引起政府和社会的极大关注。随着医疗卫生服务市场化的发展，公立医疗卫生机构公益性质逐渐淡化，“看病难、看病贵”问题突出，与“以人为本”、“和谐社会”的理念明显冲突，由此引发人们对于医药卫生事业改革发展的反思和讨论，促使政府思考并采取措施。2005 年 3 月，时任国务院总理温家宝在十届全国人大三次会议上提出了要切实解决群众看病难，看病贵的问题。2005 年 7 月，国务院发展研究中心的报告也提出了前期“医改基本不成功”的观点，使得围绕医改的讨论从卫生系统内部扩大到全社会，医改的种种问题更加引起了党和政府的高度重视。2006 年 9 月，国务院成立医改部际协调小组，开始谋划新的医改方案。2007 年的十七大报告明确了人人享有基本医疗卫生服务、坚持公共医疗卫生的公益性质、强化政府责任和投入等基本思路，并提出建设公共卫生服务体系、医疗服务体系、医疗保障体系、药品供应保障体系等中国特色医药卫生制度的基本内容。

这一时期，我国的国民经济取得快速增长，政府财政能力也不断增强，为推进医改提供了强大的财力保障。政府财政能力的提升，促使基本医疗保障、基层医疗卫生服务体系、公共卫生与疾病预防等高度依赖政府投入的基础性领域得到更多支持和发展。

二、医改主要内容在实践中不断丰富和发展

改革开放 30 余年，我国改革路径主要按照“摸着石头过河”的渐进模式，医改也同样在不断探索之中，主要内容也在实践中不断丰富和发展，逐步形成了我国医药卫生制度的基本框架，并在一些领域取得了巨大成就。例如，基本医疗保障制度的建立和完善是我国医药卫生事业改革发

展的一项重要成就。1994 年国家层面正式启动了“两江试点”的医疗保障制度改革，经过 20 年的建设，形成了包括城镇职工基本医疗保险制度、新型农村合作医疗、城镇居民医疗保险、医疗救助、商业医疗保险等较为完整的医疗保障制度体系，基本实现了对全国人口的全覆盖。再如，社区卫生服务的发展是我国卫生改革中的另一项重要内容。1997 年的《决定》提出加强社区卫生服务的方向，2006 年国务院发布《关于发展城市社区卫生服务的指导意见》，系统性提出了社区卫生服务发展的思路和内容，为整合分散的基层医疗卫生机构与资源、优化医疗卫生服务体系提供基础。

我国的医改理念是随着国家整体改革而不断发展完善的。2003 年十六届三中全会提出“深化公共卫生体制改革”；2005 年十六届五中全会提出“提高人民群众健康水平，加大政府对卫生事业的投入力度，完善公共卫生和医疗服务体系”，“认真研究并逐步解决群众看病难看病贵问题”；2006 年十六届六中全会提出“坚持公共医疗卫生的公益性质，深化医疗卫生体制改革，强化政府责任，严格监督管理，建设覆盖城乡居民的基本卫生保健制度，为群众提供安全、有效、方便、价廉的公共卫生和基本医疗服务”；2007 年十七大报告再次明确提出“人人享有基本医疗卫生服务”，作为实现全面建设小康社会奋斗目标的新要求之一。从这些表述中不难看出，我国医改的思路经历了从“解决问题”到“完善体系”再到“制度建设”的发展过程，也指明了新一轮全面深化医改的方向。

三、医药卫生体制改革与卫生事业发展同步进行

发展与改革是我国医药卫生事业两条并行的主线，二者是互为条件、相辅相成的。卫生事业发展是指增强国家在健康保护和健康促进方面的能力，提高国民健康水平，是卫生事业追求的目标。改革开放以来，我国卫生事业的各方面都有了较大发展，如基本医疗保障、医疗卫生服务体系建

设、公共卫生、医学科技、健康教育、健康促进等，人民群众的健康水平与健康保护程度有了显著提高。1997 年中共中央国务院《关于卫生改革与发展的决定》明确提出我国新时期卫生工作的方针是："以农村为重点，预防为主，中西医并重，依靠科技与教育，动员全社会参与，为人民健康服务，为社会主义现代化建设服务"，这是对我国卫生事业改革发展方向的高度概括和最新凝练。

卫生改革则是完善各种制度与调整不同利益关系，以促进卫生领域的生产力与服务能力更好地服务卫生事业发展，是实现目标的重要手段。我国医药卫生体制不断调整，本质是在社会主义市场经济体制的框架内，建立或调整医药卫生领域内的具体制度，为各项卫生事业发展创造良好条件。从某种程度上讲，发展是增量式进展，而改革则涉及到利益关系的调整与资源的重新分配，难度更大。

第二节　新一轮医改的背景与主要内容

一、新一轮医改的背景

（一）健康需求变化，对医药卫生事业改革发展提出了新要求。

人口老龄化加速、慢性非传染性疾病快速增加、新发传染病和传统传染病的双重威胁等，对我国医药卫生服务改革发展提出了更高要求，迫切需要建立健全医疗保障体系、医疗卫生服务体系和与之相应的体制机制等。

人口老龄化导致医疗与护理负担增加。我国 65 岁以上老龄人口占总人口的比例 2013 年达到 9.7%，远超国际社会对于 65 岁以上老年人占比 7%即为老龄化社会的标准。而老龄人口的医疗需求和医疗费用增加明显高于人群平均水平的，如 OECD 的一些成员国 65 岁及以上人口的医疗卫生支出是 65 岁以下人口的 2.7~4.8 倍。

心脑血管疾病和恶性肿瘤等慢性非传染性疾病患病率不断升高。根据第五次卫生服务调查结果，全国慢性病患病率按例数计算 2013 年为 33.07%，比 2003 年增加了 0.6 亿，我国心脑血管病患者每年约死亡 200 多万人，肿瘤患者每年约死亡 140 万人。慢性非传染性疾病已成为城乡居民的主要死亡原因和主要的疾病负担，防治难度加大，医药费用不断攀升。

部分传染病发病率仍居高不下。2008 年，结核病患者人数约 450 万人，乙型肝炎病毒携带者约 9300 万，艾滋病病毒感染者约 65 万例。SARS、禽流感等至少 10 余种新发传染病在我国出现并呈现局部流行，同时还存在甲型 H1N1 流感疫情等其他新发传染病的威胁。此外，还面临职业病、损伤、中毒等持续增加，食源性和药源性疾病及重大公共卫生事件不断发生等挑战。公共卫生防治任务十分艰巨，影响我国经济社会可持续发展、城乡居民身体健康和生命安全。

（二）“看病难、看病贵”等问题凸显，引起政府和社会广泛关注。

改革开放以来，随着经济体制和社会组织体系的转型，相应的公共政策缺乏及时有效调整。一是政府的主导作用发挥不到位，财政对卫生事业的投入占卫生总费用的比例不断下降，医疗卫生服务的公益性弱化。1980 年政府卫生支出占卫生总费用的比例为 36.2%，2001 年下降到 15.9%；而居民个人负担则由 1980 年的 21.2%提高到 2001 年的近 60%；2008 年前后，政府投入虽有所提高，政府卫生支出所占比例到 20%左右，但居民个人负担仍达 45%左右。二是医疗卫生资源总量不足、结构配置和区域分布不合理，优质资源过多流向经济效益好的大城市和大医院，而公共卫生服务薄弱；城乡之间、地区之间、人群之间的差距加大。三是公立医疗卫生机构趋利明显，医药费用过快增长。医疗卫生机构的服务目标从公益性转向逐利性，以药养医等问题突出，部分医务人员服务行为扭曲，存在过度医疗等问题，医疗卫生服务的公平性和可及性较差。2008年的第四次国家卫生服务调查显示，城乡居民两周患者未就诊比例达37.6%，应住院而未住院比例达25.1%，其中因经济困难原因占70.3%。

（三）社会各界呼唤深化医改，助推新一轮医改方案的制定和出台。

面对医疗卫生领域的突出问题，社会各界对深化医改的呼声与争议也日渐高涨。2000~2005年间，《中国青年报》连续5年开展了城市居民最关心的十大问题调查，医疗卫生改革始终排名前三位；2005年国务院发展研究中心报告提出“医改基本不成功”的观点也引发了学界以及舆论的高度关注。这些都在很大程度上表明深化医药卫生体制改革的重要性和迫切性。

在社会各界对于医改问题关注的同时，政府内部和学术界对于“政府主导”与“市场主导”的医改路径模式也进行了广泛和持久的讨论，且延续至今仍有诸多分歧。不论基于何种认识，全面深化医改成为政府、社会公众、学术界和行业的共识。以2006年9月成立的医疗卫生体制改革协调小组为标志，新一轮医改方案的制定正式开始。

（四）新一轮医改方案的形成。

深化医药卫生体制改革既是解决当前群众最关注、最迫切、最直接的利益问题和构建社会主义和谐社会的迫切需要，又是应对各项挑战、提高全民健康素质的现实选择，新一轮医改势在必行。在制定新一轮医改方案中，有以下几个显著特点。

一是坚持突出政府主导责任的理念。我国社会体制架构决定了政府在医疗卫生体系的筹资、规划、监管乃至服务提供方面都有着十分重要的作用。改革开放以来市场化为导向的卫生发展思路使得政府主导作用相对缺位，造成了投入不足、医疗卫生机构发展不平衡、公益性缺失等后果。针对这些问题，本轮医改从方案的制定即凸显了政府责任和主导地位，是政府“执政为民”理念的重要体现。同时，在将基本医疗卫生制度作为公共产品向全民提供等一系列重大问题上，多部门组织协调、认识一致。

二是党和政府高度重视。自2006年9月，成立由11个部委组成的医疗卫生体制改革协调小组，着手组织开展新医改方案研究；同年10月中央政治局进行第35次集体学习，专门研讨医疗卫生事业发展相关问题。2008年4月，时任国务院总理温家宝两次召开深化医药卫生体制改革工作座谈会，向社会各方征求意见。2008年底，成立由16个部门组成的深化医药卫生体制改革领导小组，时任副总理李克强担任组长，负责审议包括新医改方案在内的医药卫生体制改革的重大方针、政策、措施，组织推动深化医药卫生体制改革工作，统筹协调深化医改中的重大问题。

三是广泛征求社会各界意见，委托科研机构开展平行研究。此次医改方案的制定过程在政府主导下，外部参与明显增加。9家科研机构进行独立的平行研究，提出了各具独特见解的医改思路与方案，对于最终决策制定提供了有益的技术与证据支持。伴随着社会密切关注与广泛讨论，方案制定过程中还尽可能采纳社会意见，通过书面、媒体、网络等方式收到社会公众反馈意见3.5万余条，直接或间接传递到决策机构。同时，医改方案制定中，这种外部参与以提高决策科学性并兼顾多方利益的实践，对于完善我国公共政策制定的科学决策机制和利益表达机制也具有积极的借鉴意义。

2009年4月，中共中央国务院《关于深化医药卫生体制改革的意见》正式发布，医改进入新阶段。

二、新医改方案的主要内容

（一）基本理念。

新一轮医药卫生体制改革的基本理念是，着眼于实现人人享有基本医疗卫生服务的目标，着力解决人民群众最关心、最直接、最现实的利益问题。坚持公共医疗卫生的公益性质，坚持预防为主、以农村为重点、中西医并重的方针，实行政事分开、管办分开、医药分开、营利性和非营利性分开，强化政府责任和投入，完善国民健康政策，健全制度体系，加强监督管理，创新体制机制，鼓励社会参与，建设覆盖城乡居民的基本医疗卫生制度，不断提高全民健康水平，促进社会和谐。

（二）目标与内容。

新医改的总体目标是，建立健全覆盖城乡居民的基本医疗卫生制度，为群众提供安全、有效、方便、价廉的医疗卫生服务。具体目标是，建设覆盖城乡居民的公共卫生服务体系、医疗服务体系、医疗保障体系、药品供应保障体系，形成四位一体的基本医疗卫生制度。同时完善管理、运行、投入、价格、监管体制机制；加强科技、人才、信息、法制等八项支撑机制，保障卫生体系有效规范运转。作为医改的“抓手”，国家制定了2009~2011年着力推进的医改五项重点改革，即加快推进基本医疗保障制度建设、初步建立国家基本药物制度、健全基层医疗卫生服务体系、促进基本公共卫生服务逐步均等化、推进公立医院改革试点等。

（三）医改重点内容的深化和发展。

从深化医改的内容和着力点来看，新一轮医改大致可分为两个阶段，即围绕重点工作推进阶段和体制机制改革攻坚阶段。2009~2011年，围绕五项重点工作展开，基本医疗保障和基本公共卫生服务在原有基础上加大了政府投入力度，提升了覆盖面和保障水平；基层卫生综合改革，提升了服务条件与能力，运行机制开始改变；基本药物制度从无到有；公立医院改革试点稳步推进。这些基础性的制度与能力建设，为后续深入改革开创了良好条件。

根据前一阶段深化医改取得的进展和面临的深层次问题，2012年国务院出台了《关于“十二五”期间深化医药卫生体制改革规划暨实施方案》，对医改的重点内容进一步完善，更加集中于加快健全全民医保体系、巩固完善基本药物制度和基层医疗卫生机构运行新机制、积极推进公立医院改革等几个主要领域，同时也更加突出体制机制改革。这一时期，县级公立医院改革全面推开，城市公立医院改革试点不断扩大，公立医院在管理体制、补偿机制、人事分配、药品供应、价格机制等方面的综合改革加快推进，标志着医改进入了新的攻坚阶段。

第二章　医改的总体成效与新进展

第一节　医改总体成效初步显现

一、居民健康状况指标持续改善，城乡居民健康差距不断缩小

国民健康指标继续改善，2009~2013年，孕产妇死亡率从31.9/10万下降到23.2/10万，婴儿死亡率从13.8‰下降到9.5‰，5岁以下儿童死亡率从17.2‰下降到12.0‰。

城乡居民健康差距不断缩小，根据国家卫生计生统计年鉴，城市孕产妇死亡率2009年比农村低7.4/10万，到2013年差距缩小到1.2/10万；城市婴儿死亡率2009年比农村低10.8‰，到2013年差距缩小到6.1‰；城市5岁以下儿童死亡率2009年比农村低13.5‰，到2013年差距缩小到8.5‰。

二、卫生总费用结构不断优化，城乡居民抵御疾病风险的能力有所增强

随着基本医疗保障制度建立和完善，政府不断加大投入，卫生总费用的结构发生了较大改变。卫生总费用中个人卫生支出比重呈下降趋势，政

府预算和社会卫生支出的比重不断上升。个人卫生支出所占比重从 2008 年的 40.4%下降到 2013 年的 33.9%，政府预算和社会卫生支出所占比重从 2008 年的 24.7%、34.9%分别提高到 30.1%和 36.0%。参合农民住院费用自付医药费用比例从 2009 年的 73.4%下降到 2013 年的 43.4%。

城乡居民抵御疾病风险的能力有所增强。第五次国家卫生服务调查显示，95.1%的居民参加了基本医疗保险，年城镇职工医保住院患者实际报销比由 2010 年的 71.2%提高到 2013 年的 73.2%，次均报销住院费用由 2008 年的 6988 元增加到 2013 年的 8579 元；新农合人口实际报销比由 2008 年的 26.6%提高到 2013 年的 50.1%，次均报销费用由 2008 年的 908 元增加到 2013 年的 3329 元。2013 年城镇居民医保住院患者实际报销比达到 53.6%，次均报销费用达到 5369 元。经济因素对医疗卫生服务利用的影响明显减弱。

三、医疗卫生服务可及性显著增强

基层医疗卫生服务体系建设显著加强，卫生服务可及性得到明显改善，达到规定建设标准的县级医院、乡镇卫生院和村卫生室比例大幅度提升。第五次国家卫生服务调查显示，84.0%的家庭 15 分钟内可到达最近的医疗机构；77.2%的家庭认为看病方便程度有了改善。两周患病患者中，84.5%的患者去医疗机构就诊或在医生指导下服药治疗，14.1%采取了自我医疗，仅有 1.4%的患者未进行任何治疗。与 2008 年相比，未就医的比例由 37.6%下降为 15.5%，年住院率由 6.8%提高到 9.0%，年应住院而未住院比例也有所下降。

基本公共卫生服务公平性显著改善，城乡居民享受到 10 类 41 项免费的基本公共卫生服务。第五次国家卫生服务调查显示，孕产妇产前检查率达 97.8%，住院分娩率 96.3%；儿童免疫规划接种建卡率 99.4%；高血压患者三个月内医生随访率 71.3%，服药率 98.0%，2/3 患者自报血压控制在正常范围；糖尿病患者一个月内血糖测量率 71.1%，服药率 97.5%，近一半患者自报血糖控制在正常水平。

四、城乡居民对医疗卫生服务具有较好的满意度

第五次国家卫生服务调查显示，门诊和住院患者的总体满意度分别为 76.5%和 67.2%。2014 年国务院医改办对城市公立医院综合改革试点城市 348 位在公立医院就诊的患者的满意度调查显示，94.3%的患者对就诊体验表示满意，其中，72.1%的患者认为到该医院看病较方便，94.1%的患者满意医务人员的态度，83.9%的患者认为医务人员技术水平较高。

在卫生计生、公安、司法等多部门的协同努力下，医患关系有了明显好转。警医联动进一步加强，公安机关对涉医重大案件报告出警果断，处置有力；运用法治思维，畅通调处渠道，医疗纠纷处理于法有据；做好舆论引导，营造良好氛围。2014 年发生在医院的侵犯公民人身等案件与上年同比下降 10.6%，医疗纠纷较上年同期下降 18%，医疗纠纷人民调解成功率在 85%以上，已经成为医疗纠纷处理的重要渠道。

五、中国医改受到国际社会广泛关注

中国医改的成效也受到了国际社会的广泛关注。2011 年 10 月，摩根银行发布《中国医改的进展与未来》报告；11 月，世界卫生组织完成《帮助中国建立公平可持续的卫生体系》独立评估报告；12 月，美国国际战略研究中心发布《中国践行卫生改革政策：挑战和机遇》报告。三个报告从不同视角对中国医改的进展和阶段性成果给予了积极评价，总体认为中国医改在整体上把居民的需要作为优先重点，强调政府保障人民福利的责任，引领中国卫生体系朝着正确的方向前进。

六、新一轮医改取得的基本经验

（一）注重中国特色的基本医疗卫生制度建设。

改革开放以来，我国一直在不断推进医药卫生体制改革，特别是1997年出台的《决定》为深化医改明确了方向。但由于制度建设未得到足够重视，医药卫生事业改革发展中的一些问题不但未能得到较好解决，甚至有加重的现象。相比于以往，2009年的新一轮医改明确提出了建立健全覆盖城乡居民的基本医疗卫生制度，为群众提供安全、有效、方便、价廉的医疗卫生服务，把基本医疗卫生制度作为公共产品向全民提供。新医改方案特别重视制度建设，要求完善医药卫生四大体系，建立覆盖城乡居民的基本医疗卫生制度；不断完善体制机制，保障医药卫生体系有效规范运转。经过5年多的实践，基本医疗卫生制度框架已经建立，为实现医改的长期目标奠定了基础。

（二）凝练了“保基本、强基层、建机制”的原则和循序渐进的实施路径。

通过医改实践，更加明确了“保基本、强基层、建机制”的基本原则，既符合我国现阶段基本国情，着眼于解决当前的突出问题，又顺应医药卫生体制改革的发展趋势，面向未来。同时，医改是一项复杂的系统工程，涉及社会管理格局的变化和部门利益的调整，必须坚持统筹安排、突出重点、循序推进的实施路径。新一轮医改以来，各级党委、政府建立了部门间有力的协调机制，搭建了统一的工作平台，强化了总体部署，在推动医改中发挥了重要作用。

（三）政府积极发挥主导作用，为深化医改提供强有力的保证。

政府发挥主导作用是本轮医改的一大特点。我国特定的公共服务体制架构决定了政府在卫生体系的筹资、规划、监管乃至服务提供方面都有着不可或缺的作用。但改革开放以来市场化为导向的卫生发展思路使得政府的作用相对缺位，造成了投入不足、医疗机构发展不平衡、公益性缺失等不良后果。针对这些问题，本轮医改凸显了政府的主导作用。党中央、国务院高度重视医改，成立了各级医改领导小组，形成了强有力的协调推进机制和责任制度。财政对医药卫生事业投入增长较快，2009~2013 年政府卫生投入 30752.89 亿元，占财政支出的比重由 5.23%上升至 5.91%；按当年价格计算，2009~2013 年政府卫生投入年均增速为 23.69%，快于同期财政支出 17.05%的年均增速；政府人均卫生投入由 207.61 元提高到 608.49 元。政府既坚持补助各级各类医疗卫生机构的基本支出，基本建设、设备购置、人才培养等发展性支出和人员经费补助等公益性支出，也加大了对基本医疗保障基金、基本公共卫生服务和重大公共卫生专项等需方的补助力度。

（四）充分发挥并尊重地方实践的首创精神。

中国改革的一个基本模式是试点-推广的渐进式路径。医改实施中，许多地区积极探索，形成了具有特色的实践经验，并经过总结向全国推广。如，安徽省基层卫生综合改革针对基层医疗卫生机构的药品招标采购、人事分配制度、机构补偿等方面进行了系列改革，建立了基层卫生运行新机制，成为医改执行中的一个突破口，其经验也在全国推广。北京市友谊医院等 5 家公立医院的改革试点采用“总量平移，结构调整”的办法，福建省三明市采取“三保合一，财政补助与医疗服务价格调整联动”的办法，在不影响医院财务状况的前提下，推动了医药分开，为医务人员的价值回归创造了条件。江苏省镇江市统筹医疗、医保制度改革，优化医疗卫生服务体系建设，成效显著。

第二节　重点领域改革取得明显进展

一、基本医疗保障体系基本建立，为实现全民医保奠定重要基础

2009 年新一轮医药卫生体制改革启动以来，国务院医改办、国家卫生计生委（原卫生部）、财政部、人力资源和社会保障部、民政部、中国保险监督管理委员会等部门加强顶层设计，积极推进我国基本医疗保障制度建设，初步形成了覆盖全体居民的多层次的医疗保障体系。建立健全了以城镇职工基本医疗保险、城镇居民基本医疗保险和新型农村合作医疗等制度为基础，大病保险、公务员补充医疗保险、商业医疗保险等制度作为补充和城乡医疗救助制度托底的多层次基本医疗保障体系，为实现全民医保迈出坚实一步。经过 5 年的努力，我国基本医疗保险制度覆盖人数逐年增加，从 2008 年的 11.33 亿人增加至 2013 年的 13 亿人以上，已基本实现医疗保障制度的全民覆盖，政府主导与市场机制相结合的多层次医疗保障体系初步形成。

（一）筹资水平逐年提高，筹资公平性趋于改善。

新医改启动以来，我国城镇职工医保、城镇居民医保、新农合筹资水平逐年增加，年人均筹资额分别从 2008 年的 1443.07 元、130.98 元和 95.24 元增加至 2013 年的 2573.18 元、400.79 元和 370.59 元；城乡筹资水平的相对差距有所缩小，筹资的地区公平性（以省为单位）趋于改善。城镇职工基本医疗保险筹资的地区（以省为单位）公平性相对较好，基尼系

数维持在0.10左右；城镇居民基本医疗保险筹资的地区公平性趋于改善，基尼系数从2009年的0.20下降至2013年的0.14；新农合的筹资公平性一直较好，基尼系数一直维持在0.13以下，2013年为0.11。

（二）支付方式改革快速推进，医药费用增速有所减缓。

截至2013年底，85%以上的新农合、城镇居民或城乡居民医保、职工医保统筹地区都开展了按病种付费、按人头付费、总额预付等支付方式改革。医疗机构门诊和住院的次均医药费用上涨速度有所减缓，基层医疗卫生机构的医药费用控制较好。2008～2013年期间，医院和乡镇卫生院的次均门诊费用年均增长率分别为8.34%和4.40%，次均住院费用的年均增长率分别为7.29%和9.89%；社区卫生服务中心次均门诊费用和住院费用出现负增长，年均增长率分别为-0.16%和-0.25%。

为进一步控制医药费用过快增长，加强参合农民异地就医结算和费用监管，国家卫生计生委（原卫生部）于2011年开始建立国家级新农合信息平台，十八大后建设速度明显加快。截至2014年底，国家级新农合信息平台已经初步建成，并已联通16个省级平台和北京市区域卫生信息平台，开展跨省的费用核查和即时结报试点等工作，既加强了对新农合基金的监督管理、基金风险控制和欺诈行为防范等，也有助于参合农民的跨省结算和即时结报，方便参合农民。

（三）风险保护作用不断加强，群众就医负担有所缓解。

随着基本医疗保险制度的逐步完善，我国患者有病不医情况大幅下降，患者两周未就诊比例从2008年的37.6%下降至2013年的15.5%；患病两周未治疗的比例从2008年的10.6%下降至2013年的1.4%；应住院未住院的比例从2008年的19.5%下降至2013年的17.1%。

就医获得医保基金补偿的患者比例迅速上升。城镇职工医保制度覆盖的住院患者获得基金补偿的人数比例从2008年的94.8%上升至2011年的

96.5%；城镇居民基本医保制度覆盖的住院患者获得基金补偿的人数比例从2008年的79.2%增加至2011年的84.7%；新农合制度覆盖的住院患者获得基金补偿的人数比例从2008年的80.2%上升至2011年的91.0%。

住院报销费用不断增加，报销比例有所上升，新农合患者住院医疗费用报销比例显著上升。城镇职工医保患者住院次均报销费用从2008年的6988元上升至2011年的8459元，同期报销比例从63.2%上升至68.3%；城镇居民医保患者住院次均报销费用从2008年的3425元上升至2011年的3941元，同期报销比例从49.3%上升至49.9%；新农合患者住院次均报销费用从2008年的909元上升至2011年的2869元，同期报销比例从26.6%上升至50.5%。

（四）医保制度的发展，助推医疗卫生服务体系的优化。

随着医保制度的稳步发展，医保基金规模持续增加，参保人群看病就医的支付能力显著增强，对医疗卫生服务体系建设的支撑作用日益凸显。各地医保基金针对不同医疗机构普遍实施差别化的补偿比例，有利于引导患者合理利用医疗服务，促进分级诊疗制度的建立，优化医疗资源配置。

二、基本药物制度作为一项制度创新，获得较快发展

我国建立基本药物制度，是将世界卫生组织提出的基本药物理念付诸于实践的重大制度创新，也是本次医改“保基本、强基层、建机制”的原则在药物政策领域的具体体现。一方面，我国政府以基本药物制度为核心，构建了药品集中招标采购的新机制，进一步推动药品生产流通领域的改革，以期不断完善药品供应保障体系。建立了政府制定基本药物招标采购办法、地方政府主导基本药物采购和配送的药品集中采购制度框架，促使采购模式发生变化，促进我国药品生产流通、使用、管理等方面的变革，对提高药品供应保障的效率和规范化管理水平带来积极影响。另一方面，以实施

基本药物制度为契机，推动基层卫生综合改革。基本药物零差率销售政策将基层医疗卫生机构长期投入不足等系列问题暴露出来，从而推动了基层卫生综合改革，对医疗卫生机构和患者的用药行为产生积极影响。

（一）建立基本药物遴选，保障居民常见疾病的必需用药。

2013年3月，原卫生部公布《国家基本药物目录》（2012年版），包括化学药品和生物制品317种、中成药203种，共计520种，比2009版目录多出213种，增加了中成药及中药饮片部分。在遴选机制上，2009年组建了国家基本药物工作委员会，负责国家基本药物目录的遴选、调整和审核；同年8月，原卫生部出台了《国家基本药物目录管理办法（暂行）》，初步建立了国家基本药物目录的遴选标准、程序和调整机制。

（二）多措并举，保障基本药物生产供应。

相关部门采取多项措施，保障基本药物的生产供应。一是确保基本药物的基础生产供应。原卫生部、工业和信息化部均出台相关文件，要求各地掌握基本药物的生产能力和需求测算情况，促进生产能力向优势企业集中，建立短缺药品信息平台，做好基本药物的生产供应基础工作。二是开展用量小、临床必需品种的定点生产试点。2013年5月，国家卫生计生委等部门制定了基本药物定点生产第一批试点品种清单，特别针对甲巯咪唑供应不足的问题，协调甲巯咪唑原料生产企业和制剂生产企业组织安排生产。三是重视保障常用低价药品和儿童用药的生产供应。2014年4月，国家卫生计生委、国家发展改革委、工业和信息化部、财政部、人力资源社会保障部、商务部、食品药品监管总局、中医药局等部门联合印发《关于印发做好常用低价药品供应保障工作意见的通知》；同年5月，国家卫生计生委等6部委出台《关于保障儿童用药的若干意见》。这两个文件旨在通过部门联动，建立长效机制，解决常用低价药品和儿童用药的短缺问题。

（三）建立基本药物采购新机制，推动药品流通领域改革。

自2010年以来，全国多数地方均建立了招采合一、量价挂钩、双信封制、集中支付、全程监控等为核心内容的基本药物采购新机制。至2013年底，30个省（区、市）已经建立省级基本药物网络采购平台，全国累计89.9%的县参与省级采购。基本药物中标价格较基本药物制度实施前平均下降30%，2013年基本药物配送及时率90.9%，18个省配送及时率超过95%。山西省、山东省、湖北省设立省级基本药物采购周转金，确保货款及时足额支付。目前，基本药物集中采购大多数采用了“双信封模式”，上海市、福建省与宁夏回族自治区则采用“综合评价模式”，重庆市采用“挂网模式”等。

（四）基本药物制度实施范围不断扩大，促进医疗卫生机构和患者合理用药。

政府办基层医疗卫生机构全面配备基本药物，并向其他机构延伸。截至2013年底，全国所有政府办基层医疗卫生机构均实施了基本药物制度，村卫生室实施基本药物制度的比例达到89%，全国非政府办基层医疗卫生机构销售基本药物的比例为27%。18个省（区、市）规定了二、三级医院基本药物使用比例，其中山西、黑龙江等15个省（区、市）已实现了基本药物制度在村卫生室的全覆盖。在基本药物制度覆盖面不断扩大的同时，政府还通过制定国家标准治疗指南和处方集等措施，建立起基本药物优先选择和合理使用制度。2014年8月，国家卫生计生委印发《关于进一步加强基层医疗卫生机构药品配备使用管理工作的意见》，满足慢性病患者用药需求。

（五）以实行基本药物制度为契机，推动基层卫生综合改革。

2009年8月，原卫生部、国家发展改革委、工业和信息化部、监察部、财政部、人力资源社会保障部、商务部、食品药品监管局、中医药局联合发布《关于建立国家基本药物制度的实施意见》，要求在实行基本药物制度的县（市、区），政府举办的基层医疗卫生机构配备使用的基本药物实行零差率销售。同年，国家一次性拨付专项资金10亿元，支持各地在30%的基层医疗卫生机构启动实施国家基本药物制度，取消“以药补医”、推进基层卫生综合改革得以广泛推开。截至2013年底，全国98.1%的县（市、区）落实了经常性收支差额补助，98.5%的县（市、区）按时足额发放了基层机构绩效工资；政府给乡村医生的各种补助金额平均达15481元/人年，比上年增加15.3%。同时，基本药物全部纳入基本医疗保障药品报销目录，报销比例明显高于非基本药物，提高可负担性。

三、基层卫生综合改革成效明显，运行机制和服务模式开始转变

基层医疗卫生服务体系是整个服务体系的基础，主要为广大居民提供基本医疗服务和基本公共卫生服务。建立健全基层医疗卫生服务体系，对于合理配置卫生资源，有效控制卫生费用，促进基本医疗保障制度健康发展，方便群众获得安全、有效、方便、价廉的基本医疗卫生服务具有极为重要的意义。新医改以来，围绕“保基本、强基层、建机制”的原则要求，基层卫生从完善补偿机制、改革人事和收入分配机制、提升基层卫生服务能力等方面着力，采取多项措施，各项工作取得积极进展，成效初显，为保证群众普遍获得方便可及、经济有效的基本医疗和基本公共卫生服务奠定了坚实基础。

（一）突出政府责任，完善补偿机制。

本轮医改突出强调政府对卫生服务投入的主体责任，基层卫生机构各项财政补助经费基本落实。通过财政专项补助落实基层卫生机构的基本建

设、设备配置、人员经费、人员招聘培训、离退休人员经费保障等投入。如基本建设财政投入从2008年的16亿元上升到2011年的28亿元，在职人员经费补助由2008年132亿元上升到2011年的374亿元。同时加大财政支出结构调整力度，基本落实了经常性收支差额补助，公共卫生经费保障到位，普遍实行一般诊疗费政策。各地政府还通过多渠道筹措落实化债资金，进一步减轻基层财务负担。通过建立多渠道补偿机制，基层卫生机构收入结构有所优化，基层医疗卫生机构财务运行基本良好。财政收入占比从2009年的12.3%上升到2013年的29.7%；机构收入来自医保结算资金2013年达到957亿元，占总收入的63.4%；药品收入在机构医疗收入中的比例逐渐下降，其中社区卫生服务中心从2009年的73.0%下降到2013年的65.4%，乡镇卫生院从58.2%下降到50.7%。

（二）创新人事编制管理，完善收入分配机制。

基层卫生的人员编制、人事和收入分配是基层医改的重点。首先是合理确定编制总量，创新编制管理方式。截至2012年11月底，全国每千人口政府办基层医疗卫生机构编制人数1.15人。部分地区创新编制管理方式，旨在建立“能进能出、能上能下”，“定编、定岗、不定人”的竞争性用人机制。如四川省成都市武侯区放开基层卫生人员编制数量，由区卫生局根据服务人口和工作量核定人员配置，财政部门依据人员配置数并结合年度工作绩效核定经费预算支出。二是实行全员聘用和岗位管理制度。截至2012年11月底，97.4%的县市区实行全员聘用和岗位管理制度；82.9%的政府办乡镇卫生院实行院长招聘。三是完善收入分配机制，提高基层医务人员待遇。绩效工资制度是基层医疗卫生机构完善收入分配机制的重要举措。针对绩效工资实施过程中出现的积极性下降等问题，部分地区探索突破绩效工资总额限制，建立绩效工资增长机制，以实现“多劳多得、优绩优酬”，充分调动人员积极性。如浙江省绍兴市实行绩效工资总额上浮20%~30%的政策，建立绩效工资增长机制；福建省三明市通过突破工资政策，提出实行社区卫生服务中心主任和乡镇卫生院院长年薪制。根据全国卫生财务年报资料，2009~2013 年我国各类卫生事业单位医务人员工资水平呈不断增长趋势，年均增速为 13.5%，其中基层医务人员工资年均增速为 14.3%，高于公立医院（12.8%）和专业公共卫生机构（11.0%）的增长速度。

（三）加大政府投入，提升基层卫生服务能力。

由于历史原因，我国的基层卫生服务能力整体还比较薄弱，距离群众的基本卫生服务需求还有很大差距。医改启动后，政府对基层卫生机构的建设范围和资金投入规模之大前所未有，基层卫生机构实现全面覆盖，基层软硬件条件明显改善，基层医疗卫生服务在国家整个医疗卫生服务体系中的“软肋”状况初步改变，特别是老少边穷地区和农村医疗卫生资源不足的矛盾得到有效缓解。据统计，2009~2013 年，中央财政投入近 940 亿元支持 2600 多所县级医院、6.4 万多所基层医疗卫生机构建设，且投入重点向中西部地区和边远地区的农村倾斜。启动实施了基层中药服务能力提升工程，推进了基层医疗卫生信息化建设，实施了农村定向订单免费医学生培养，加强以全科医生为重点的基层医疗卫生人才队伍建设。为落实十八大精神，在 17 个省（区、市）开展基层卫生综合改革重点联系点工作，启动实施“建设群众满意的乡镇卫生院”活动，制定《村卫生室管理办法》，基层网底进一步得到夯实。2013 年，基层医疗卫生机构总数已达到 91.54 万个，社区卫生服务中心建设达标率为 84.5%，乡镇卫生院达标率从 2009 年的 42.8%增长到 78.6%，达标村卫生室则从 35.5%上升到 68.9%，建设成效显著。从覆盖上看，平均每个街道、乡镇和行政村已经拥有超过一所社区卫生服务中心、乡镇卫生院或村卫生室，基层医疗卫生机构已经实现全覆盖，基层就医方便可及。这对于一个具有近 14 亿人口的发展中国家来说是非常了不起的成就。

（四）转变服务模式，开展区域协同。

开展以全科医生为核心的全科团队服务和签约服务，改善居民就医体验已逐步成为共识。目前，在明确全科医生核心地位的基础上，考虑到社区卫生服务综合性、连续性和协调性的基本特征，社区卫生服务中心在组建科学合理的全科团队时，根据社区卫生服务机构的基础条件以及服务特色，充分考虑不同专业人员的参与和协作。为建立全科医生与居民之间稳定的服务关系，从 2009 年开始，许多地区探索开展签约服务，建立全科医生与社区居民相对稳定的服务关系，促进社区首诊。2012 年 8 月，国家发展改革委、原卫生部、人力资源社会保障部、财政部、中医药管理局联合启动了在 10 个地区的全科医生执业方式和服务模式改革试点工作，在“签约居民得实惠、全科医生受鼓舞、服务模式得转变、机制创新得发展”的试点目标指引下，积极探索创新，积累了有益经验。

在相关政策引导下，医改启动后特别是近三年来，通过资源共享、技术合作、人才流动、管理支持以及完善机制等多种方式和途径，部分地区对构建城市和农村地区的区域协同服务体系进行积极探索，如北京市、上海市、江苏省镇江市等地积极推进建立上下联动、分工协作的医疗联合体，浙江省、河南省、重庆市等地的县乡资源整合或协同、乡村一体化管理等。这些试点探索为进一步加强区域卫生资源整合，提升基层卫生服务能力积累了很好的经验，发挥了很好的示范作用。

四、公共卫生服务均等化项目全面实施，落实预防为主的理念

“预防为主”是我国一直贯彻的卫生工作方针，此轮医改首次提出“基本公共卫生服务逐步均等化”的目标，将实施国家基本公共卫生服务项目和重大公共卫生服务项目作为改善卫生公平、落实“预防为主”的重要途

径和策略。2009年以来，通过建立较为完善的组织管理制度，探索行之有效的项目实施和管理办法，规范公共卫生服务内容、创新服务方式以及强化基层医疗卫生机构公共卫生职能等，在财政投入和经费管理、体系建设和能力提升、实施路径和精细化管理以及服务利用与公平性改善等方面均取得了显著进展。

（一）公共卫生服务项目经费逐年增长，管理日益完善。

基本公共卫生服务项目经费来源主要由政府预算安排，基本形成了从中央到地方的政府预算筹资、分级承担、经费预拨、考核结算的经费保障机制。国家对基本公共卫生服务的财政投入从2009年的全国人均15元提高到2014年的35元，部分有条件的地区还在国家规定的基础上进一步提高了经费补助标准，服务项目从9大类增加到11大类，推动了卫生发展模式从重疾病治疗向全面健康管理转变。开展免费为贫困白内障患者实施复明手术、妇女两癌免费检查、农村孕产妇住院分娩补助等重大公共卫生服务项目。2011~2013年，国家重大公共卫生服务项目投入总金额依次为357.3、255.3、261.4亿元。

2009~2014年，国家出台一系列规范性文件，明确政府在基本公共卫生领域的筹资责任，从制度层面减少了政府投入、资金使用和管理上的随意性和人为因素的影响，为基本公共卫生服务的制度化管理和规范化管理奠定了基础。通过动态监测、督导检查、年度考核等方式，改善项目资金到位率和资金支出进度，提高经费使用效率，经费管理不断规范。

（二）体系建设不断加强，服务能力明显提升。

国家出台一系列政策和办法，从制度层面强化了公共卫生服务体系建设、人才队伍培养、机构分工协作等工作的落实。一是增加基层公共卫生人员配备，人才队伍建设得到强化。多数社区卫生服务中心和乡镇卫生院公共卫生人力增加到4~5人，每万人口专业公共卫生人员数从2010年的

4.64人增加至2013年的6.08人。二是组织开展培训，项目执行能力明显提升。各级政府结合国家基本公共卫生服务规范、绩效考核方案等政策规范，全方位、多层次加强基本公共卫生服务均等化相关培训。三是专业公共卫生机构实行全额预算管理，人员经费、发展建设经费、公用经费和业务经费均由政府预算全额安排。同时，加强基础建设，改善了专业公共卫生机构的设施条件。四是积极探索分工协作机制。多数地方建立了区县级公共卫生专业机构提供业务指导、基层医疗卫生服务机构承担基本公共卫生服务提供的分工协作机制，建立了不同机构间的协调和配合机制。

（三）探索实施路径，精细化管理程度提高。

一是建立基本公共卫生服务包。国家积极探索基本公共卫生服务供给模式，根据突出公共卫生问题，设立基本公共卫生服务项目，按照服务人群、服务类型打包提供。二是立足“防治结合”，因地制宜探索健康管理新模式。组建由全科医生和社区护士、公共卫生医生或乡村医生等人员参与的全科医生团队，将预防保健和临床服务相结合，深入居民家庭，分片包干，各有侧重，相互配合，主动开展服务。条件比较成熟的机构还进一步推出个性化的服务。三是认真实施重大公共卫生服务项目。一些地区充分利用已有条件，统筹安排，提高项目管理水平，如开展孕产妇保健网格化管理；将增补叶酸项目与住院分娩补助项目和新型农村合作医疗有机结合；开设固定的宫颈癌检查点和流动检查点等。四是不断完善监管和考核管理办法。按照“属地管理、分级考核”的原则，考核结果与资金的支付水平挂钩，采用固定补贴加绩效补贴以及按项目或按服务包购买、服务券等多种补贴形式，提高精细化管理水平。

（四）服务项目广泛开展，服务效果持续改善。

由于公共卫生服务是一种成本低、效果好的服务，又是一种社会效益回报周期相对较长的服务，注重的是长期的健康效益，而不是短期的疾病诊治，因此其影响需要进行长期动态的监测和观察。目前，根据有关监测数据，基本公共卫生服务均等化取得积极进展。一是基本公共卫生各项服务全面开展，群体性和个体性服务得到有效落实。2009~2013 年，基本公共卫生服务覆盖面逐步扩大，服务内容不断深化。截至 2013 年底，城乡居民规范化电子建档累计建档人数 11.316 亿人，电子规范建档率为 83.5%；3 岁以下儿童系统管理率 90.7%；孕产妇系统管理率 89.5%；高血压、糖尿病规范管理人数累计为 8503.0 万人和 2466.6 万人；65 岁以上老年人健康管理人数 11692 万人；重性精神病患者管理人数累计 373 万人。二是有序推进重大公共卫生服务项目，受益人群覆盖面广。2009~2013 年，重大公共卫生服务项目累计受益人群近 8.5 亿人。累计为 404.6 万和 2888.32 万农村适龄妇女开展乳腺癌免费检测和宫颈癌免费检测；累计为 4742.15 万农村妇女免费增补叶酸预防神经管缺陷；累计补助 4924.91 万农村孕产妇住院分娩，农村住院分娩率由 2007 年的 88.8%提高到 2013 年的 99.2%；改水受益人口占农村总人口的 95.6%；农村卫生厕所普及率 74.1%；中央专项共为 15 岁以下人群补种乙肝疫苗 6989.5 万人次，累计为 154.9 万例贫困白内障患者免费开展复明手术；为 14985 万孕产妇提供了艾滋病咨询检测服务，抗病毒药物使用率从 2010 年的 69.8%提高至 2013 年的 80.9%，艾滋病母婴传播率从项目实施前的 34.8%下降至 2013 年的 7.1%。三是公共卫生服务效果持续改善，居民健康状况改善。截至 2013 年底，全国高血压、糖尿病患者规范管理率分别为 42.5%和 27.4%，较 2010 年 3 月数据分别提高 35.1 和 22.2 个百分点；重性精神病患者管理率为 37.3%，提高 31.7 个百分点；65 岁以上老年人规范管理率为 92.1%，提高 63.2 个百分点；高血压患者血压控制率在 2010~2012 年从 56.7%上升至 75.23%；糖尿病患者血糖控制率则从 45.9%上升至 74.75%，居民健康状况呈现改善趋势。

五、公立医院改革试点稳步推进，积累了有益经验

由于公立医院改革的复杂性、艰巨性和长期性，改革初期采取试点攻

坚形式，选择了17个国家试点城市和311个国家试点县按照上下联动、内增活力、外加推力的要求在多方面积极探索，改革试点稳步推进，为进一步加快公立医院改革提供了有益经验。

（一）明确政府投入责任，取消“以药补医”建立合理补偿机制。

在公立医院改革的相关政策文件中，明确了政府对公立医院基本建设和大型设备购置、重点学科发展、离退休人员费用和政策性亏损、公共卫生任务、支农支边等公共服务，以及中医、传染病、职业病防治、精神病、妇幼卫生等的投入责任。试点地区政府逐步落实6个方面的财政投入政策，加大对公立医院的投入力度，2013年试点城市和县级公立医院的财政补助收入分别比改革前增长了84.0%和27.4%①。试点公立医院通过逐步取消药品加成政策改变过度依赖药品收入维持运转的局面，99%的试点县和1/3的试点城市公立医院实行药品零差率销售。同时，试点地区启动医疗服务价格调整，按照总量控制、结构调整、有升有降的原则，使医疗服务价格更能够反映医务人员的技术劳务价值，降低检查、检验等价格，减轻患者就医负担。

（二）采取多种形式，探索建立现代医院管理制度。

各试点地区通过建立医院管理委员会、医院管理局、理事会等多种形式，探索政事分开、管办分开的有效实现途径。主要形式有，在卫生行政部门外设办医机构、卫生行政部门内设办医机构、跨行政部门组建专门办医机构和在公立医院层面建立理事会等。各地的尝试为今后进一步深化改革提供了借鉴，为科学界定公立医院所有者和管理者的责权，建立协调、

① 试点城市和试点县级公立医院改革分别于2010年和2012年年底启动，此处试点城市公立医院财政补助收入增长率为与2009年比较的数据，试点县级公立医院财政补助收入增长率为与2012年比较的数据。

统一、高效的公立医院管理体制奠定基础。

（三）医疗服务资源稳步增长，体系布局有所优化。

改革中各级政府加大投入，县级医疗服务资源得到很大发展。中央及地方财政大力支持农村地区医疗服务体系建设，2009~2010两年间，国家发展改革委累计安排资金400亿元支持城乡基层医疗卫生服务体系建设，其中就包括支持1877所县级医院的标准化建设；财政部安排130多亿元用于县乡村三级医疗卫生机构的设备购置，极大改善县域医疗卫生服务条件。能力建设方面，全国1266家城市三级公立医院与2771家县级公立医院建立了对口支援关系，提高了县级公立医院的服务能力。截至2014年9月，64%试点县的患者县域外就诊比例已控制在15%以内；48%的试点县在10%以内，基本达到了大病不出县的目标，让人民群众能够在家门口享受到优质的医疗服务。

试点城市的医疗服务能力亦不断加强。一是医疗服务资源量有所增加，每千人口床位数和医生数分别从2009年的4.82和2.76，增加到2014年的5.63和3.41。二是通过新建、迁建和改扩建的方式加强了新区、郊区、卫星城区医疗服务体系建设，重点专科特别是儿童、精神、妇产等医疗服务供需缺口较大的领域得到了较快发展，体系布局有所优化。同时，试点地区积极探索建立分级诊疗制度，以提升资源使用效率。在此基础上，国家卫生计生委于2014年10月发布了《全国医疗卫生服务体系规划纲要（2015~2020年）》（公开征求意见稿），力求在新时期更加科学的指导医疗资源配置，以满足人民群众日益增长的医疗卫生服务需求以及适应经济社会发展新形势。

（四）公立医院试点改革成效逐步显现。

经过5年的努力，试点地区公立医院改革给人民群众带来了初步实惠。一是医药费用过快上涨的势头得到初步控制。对2012年年底启动改革的

343 个试点县的分析可以看出，与 2012 年相比，县级医院次均诊疗费用和人均住院费用增长率都得到了有效控制，2013 年增长率分别为 3.2%和 6.3%，均低于同期全国平均水平（分别为 5.7%和 7.3%）。城市公立医院也呈现相同趋势，与 2010 年相比，改革后城市三级公立医院次均诊疗费用和人均住院费用增长率都得到有效控制，分别从 2010 年的 9.14%和 12.71%下降到 2013 年的 5.34%和 3.95%，2013 年增长率也低于同期全国平均水平（分别为 6.0%和 4.8%）。二是群众看病费用自付比下降。对每个试点城市各 1 所公立医院的抽样调查表明，多数试点城市改革后住院患者医药费用的个人负担比例都低于改革前。医院总收入中，来自于医保基金和财政补助的收入占比不断提高，患者自付比从 2009 年的 61.9%下降到 2013 年的 52.92%，同样低于同期全国平均水平（60.55%）。

与此同时，各试点城市在现有事业单位绩效工资制度框架内，通过分配制度改革，鼓励多劳多得，对医务人员实行正向激励。试点城市推进分配制度改革，提高医务人员收入水平，鼓励多劳多得。公立医院人员支出占业务支出的比重从 2009 年的 32.48%提高到 2013 年的 37.14%。医务人员收入水平稳步提升。2009～2013 医生和护士人均年收入的年均增长率分别为 12.1%和 13.0%。奖励性绩效工资占医务人员总收入的比重在 30%～60%之间，医务人员的工作积极性在一定程度上得到了调动。

六、积极促进健康服务业发展，鼓励社会办医

随着经济社会的发展，人民群众健康需求日益增加并呈现多元化特点，国家先后出台多项关于促进健康服务业发展和鼓励社会办医的相关政策，积极回应公众健康需求，从更加全面和系统的角度维护和促进公众身心健康。近两年来，促进健康服务业发展成为业界热议话题，日益受到政府、企业、学界和社会组织的广泛关注，一些地方也进行了积极的实践探索，取得不同程度进展。各地采取多种措施积极支持社会办医并获得较快

发展。

（一）健康服务业受到空前重视，多种形式推动发展。

2013年9月，国务院制定《关于促进健康服务业发展的若干意见》，明确提出健康服务业的概念，一时间健康服务业受到热议，特别是一些社会资本表现出很高的积极性。经过一段时间的认识和实践，关于健康服务业的内涵、外延、发展方式、投资主体都在不断明确，社会各界增强了对发展健康服务业重要性的认识，一些地方也开展了卓有成效的实践探索。

一是积极鼓励社会办医，将其作为促进健康服务业发展的重要内容，增加医疗卫生资源供给。同时，利用信息技术提供多种形式的健康体检和咨询服务，满足居民多层次、多样化、覆盖全生命周期的医疗卫生服务等健康需求。通过引入竞争机制，外加推力，对公立医院改革发挥“鲶鱼效应”和“倒逼效应”，有利于创新管理理念，规范服务行为，提高服务效率。

二是积极探索医养结合。医养结合型的养老护理模式是对健康养老具体形式的重要探索，是发展健康服务业的重要任务之一，有利于解决“老有所养”和“老有所医”的问题。2013年出台的《国务院关于加快发展养老服务业的若干意见》明确提出要推动医养结合发展，探索医疗机构与养老机构合作新模式；同年出台的《关于促进健康服务业发展的若干意见》中将发展养老服务业作为发展健康服务业的关键领域和重点环节，提出建设社会养老服务体系，建立以居家为基础、社区为依托、机构为支撑的养老服务体系的框架。目前，部分地区已开始试点“医养结合”养老模式，并取得了阶段性进展，如山东省青岛市将医养服务与保险制度衔接，建立老年长期医疗护理制度，安徽省合肥市在公立医院中建立“医养结合”老年病房，河南省郑州市建立公立医院联盟养老院，湖北省长沙市以实体和虚拟养老相配合，提供医、护、养等综合服务等。

三是将商业健康保险作为发展健康服务业的重要内容。2014 年 11 月，《关于加快发展商业健康保险的若干意见》提出要丰富商业健康保险产品，推动完善医疗保障服务体系，提升管理和服务水平。商业健康保险在促进健康服务消费，降低疾病经济负担，促进医疗保障体系可持续发展，参与医保项目经办，提高管理效率，降低管理成本等方面将发挥越来越重要的作用。2014 年我国商业健康险保费的总额是 1587.18 亿元，商业健康保险赔付支出占国家医疗卫生总支出比例不到 2%，而发达国家为 10%左右，商业健康保险仍有较大发展空间。

（二）鼓励支持社会办医，效果初显。

出台多项政策措施，鼓励支持社会办医。新医改中明确提出鼓励和引导社会资本发展医疗卫生事业，积极促进非公立医疗卫生机构发展，形成投资主体多元化、投资方式多样化的办医体制。国家先后出台了《国务院关于鼓励和引导民间投资健康发展的若干意见》、《关于进一步鼓励和引导社会资本举办医疗机构意见》、《关于做好区域卫生规划和医疗机构设置规划 促进非公立医疗机构发展的通知》等，进一步细化配套措施，明确社会办医的定位和目标，支持和引导地方政府进一步在准入、土地、投融资、人才引进等方面给予社会办医优惠政策。

拓展发展空间，明确社会资本办医的发展目标和重点领域，规范准入条件。将符合条件的非公立医疗机构纳入医保定点医疗机构范围，发挥医保基金的支付和制约作用。调整分类管理政策，允许社会资本按照经营目的，自主申办营利性或非营利性医疗机构，简化审批程序。鼓励医务人员在公立与非公立医疗机构之间自由流动执业，在公立医院改革国家联系试点城市和省级联系点地区开展医师多点执业试点。加大财政支持，安排补助资金 4.37 亿元，对全国 2090 个非公立社区卫生服务中心、1142 个非公立乡镇卫生院的设备购置和维修改造给予支持。2010～2012 年共确定了 20 多所民营医院承担国家临床重点专科建设项目，中央财政拨付补助资金超过1亿元，同时，鼓励对社会举办的非营利性医疗机构进行捐赠。

社会办医的资源量和服务量明显增加，服务能力不断提升。2013年，非公立医疗卫生机构数达到43.9万所（含村卫生室25.7万个），其中非公立医院11313家，2009~2013年均增长16.0%；非公立医疗卫生机构床位总数75.5万张，占总床位数的比例从2009年的8.5%提高到2013年的12.2%；非公立医疗卫生机构在岗职工173.9万人，占卫生人员总数的比例从2009年的16.4%提高到2013年的17.8%；非公立医院诊疗人次达到2.9亿，占医院诊疗人次数的比例从2009年的8.0%提高到2013年的10.5%；非公立医院入院人次达到1692.3万，占医院入院人次数的比例从2009年的8.0%提高到2013年的12.1%。

七、积极推进重点支撑领域改革

（一）监管日益规范，能力有所加强。

良性运行的监管体制和有效的监管能力是医改的重要支撑。新医改以来，通过加强卫生服务行为与质量监管、医疗保障监管、药品监管和监管能力建设等方面，监管工作日益规范，监管能力不断加强。

一是加强监督执法体系。2013年，国家积极推进地方食品药品监督管理体制改革，整合监管职能和机构，整合监管队伍和技术资源，健全基层管理体系，全面提升监管能力，认真落实各机构食品药品监督管理责任。加强督促检查，抓好落实，2014年国家卫计委发布了重要法律法规监督检查工作规划，并对《执业医师法》、《医疗机构管理条例》等重要法律的落实情况进行监督检查。

二是服务质量和行为监管逐步规范化。2009年原卫生部组织专家在《医院管理评价指南（2008版）》和医院管理年活动方案的基础上，借鉴国际经验，制定《医院评价标准（征求意见稿）》，明确医疗服务质量作为医院评价的一个重要标准。国家卫生行政部门陆续颁布了《临床路径管理指导原则（试行）》、《医疗机构临床基因扩增管理办法》、《癌症疼痛诊疗规范（2011年版）》、《临床护理实践指南（2011年版）》等多个诊疗规范，发布心脏大血管外科、神经外科、口腔科等多个专科中常见与疑难疾病的临床路径，为医疗服务行为的监管提供了科学依据。

三是加强对医保经办、基金管理和使用开展全方位监管。建立基本医疗保险基金运行情况分析和风险预警制度。2012年，相关部委联合推进了基本医疗保险付费总额控制工作，结合医疗保险基金收支预算管理，合理确定统筹地区总额控制目标，并根据分级医疗服务体系功能及基层医疗卫生机构与医院双向转诊要求，按照保障基本、科学合理、公开透明、激励约束和强化管理等原则，将总额控制目标细化分解到各级各类定点医疗机构。

四是落实药品生产质量管理规范，加强对高风险品种生产的监管。规范药品临床使用，发挥执业药师指导合理用药与药品质量管理方面的作用。严格实施药品经营管理规范，探索建立药品经营许可分类、分级的管理模式，加大重点品种的监督抽验力度。建立健全农村药品监督网和县、乡、村三级药品监管网络，加强对农村药品流通领域的整顿和规范，加大农村地区药品管理法制和安全用药的宣传，大力推进农村药品流通领域诚信体系建设。

（二）推动医学教育改革和卫生人才队伍建设，为深化医改提供强大的人才保障。

2009年以来，国务院及有关部门先后出台一系列政策文件，为加强卫生人才队伍建设提供制度保障。一是加强医教协同，大力提高医学教育质量和医师规范化培训水平。教育部和国家卫生计生委联合制定《关于实施临床医学教育综合改革的若干意见》；十八大后，相关部门加快人才队伍建设步伐，加强医教协同、紧贴行业需求，促进临床医学人才和短缺人才培养，缓解供需错位；教育部、国家卫生计生委、国家中医药管理局、国家发展改革委、财政部、人力资源社会保障部等六部门研究出台《关于医教协同深化临床医学人才培养改革的意见》，明确构建以“5+3”为主体的完整临床医学人才培养体系，实现了住院医师规范化培训和临床医学专业学位研究生教育这两种培养模式的有机衔接。建立健全毕业后教育制度，毕业后医学教育制度取得重大突破。国家卫生计生委、中央编办、国家发展改革委、教育部、财政部、人力资源社会保障部、国家中医药管理局等部门于2013年底出台了《关于建立住院医师规范化培训制度的指导意见》，这标志着我国住院医师规范化培训制度正式启航，为提高我国卫生人才队伍素质，培养能看病、会看病的“标准化”医生打下坚实基础。二是出台相关政策规范和引导卫生人力资源合理流动，缓解优质医疗资源不足且配置不平衡状况。鼓励医师多点执业，试点范围不断扩大，配套措施正在建立健全，促进人才规范流动；引导卫生人才向基层和偏远地区流动，缓解优质医疗资源不足和配置不平衡状况。三是加强全科医师制度建设，提高基层医务人员水平。

卫生人力资源数量快速增加。新医改启动以来，卫生人力资源从2008年的725.18万增加至2013年的979.05万，每千人口卫生技术人员数从3.90人增加至5.27人；每千人口执业（助理）医师数从1.66人增加至2.04人，每千人口注册护士从1.27人增加至2.04人；村卫生室工作人员数从110.27万人增加至145.73万人；每千农业人口村卫生室工作人员数从1.57人增加至2.31人；每万人口专业公共卫生机构人员数从2010年的4.64人增加至2013年的6.08人；卫生人力资源短缺现象有所缓解。

卫生人力资源结构开始优化。卫生技术人员占卫生人员的比例不断提升，从2008年的71.35%上升至2013年的73.65%；执业（助理）医师的比例略有下降，从2008年的30.36%下降至2013年的28.55%；注册护士的比例明显上升，从2008年的23.14%上升至2013年的28.43%。医护比趋于改善，卫生技术人员中医护比呈现逐年下降趋势，从2008年的1.26下降至

2013 年的 1.00；城市医疗机构医护比从 1.09 下降至 0.85，农村医疗机构的医护比从 1.53 下降至 1.22。基层卫生人员学历层次和人员素质有所提升，服务能力有所增强。社区卫生服务中心技术人员中大专以上学历占比不断提高，从 2009 年的 57.1%提高至 2013 年的 64.8%；同期乡镇卫生院卫生技术人员中大专以上学历占比从 38.7%提高至 45.6%。

积极探索卫生人才培养新模式。以全科医生为重点的基层卫生人才队伍建设全面展开，全科医生和住院医生规范化培养制度建设取得突破。2010 年，发改委出台《以全科医生为重点的基层医疗卫生队伍建设规划》，为各地加强基层卫生人才队伍建设、推进全科医生转岗培训提供政策支持。各地逐步建立和完善中国特色全科医生培养、使用和激励制度，基层医疗卫生服务水平逐步提高。经过几年努力，全科医生数逐渐上升，截至 2013 年底，全国共有145 511名全科医生，其中注册为全科医学专业的人数比例为 32.58%，取得全科医生培训合格证的人数比例为 67.42%。同时，深化面向基层卫生人才培养的高等医学教育改革，调控高等医学教育的规模和结构，加强全科医学学科建设。教育部、卫生部联合出台《关于实施临床医学教育综合改革的若干意见》，将执业培训与学历教育有机结合；为全科医生和住院医生规范化培养和培训奠定制度基础。上海等省市先行先试，从 2010 年起实施全科医生的“5+3”培养模式，即先接受 5 年的临床医学（含中医学）本科教育，再接受 3 年的全科医生规范化培养，为我国建立全科医生制度、提升住院医生质量进行积极探索。

积极推进医生多点执业，促进优质医疗资源有序流动和合理配置。2014 年，国家卫生计生委、国家发展改革委、人力资源社会保障部、国家中医药管理局和中国保监会等有关部门出台《关于推进和规范医师多点执业的若干意见》，优化医师多点执业政策环境，鼓励医师到基层、边远地区、医疗资源稀缺地区和其他有需求的医疗机构多点执业；促进医生合理流动，缓解优质资源分布不均衡现象；截至 2013 年底，已有 30 个省份出台了医师多点执业相关政策。同时，积极推进医疗责任险，化解医务人员执业风险，缓解医患矛盾，优化执业环境。截至2013年底，59.5%的二级及以上公立医院投保医疗责任险；部分地区还探索为基层医务人员和乡村医生投保医疗责任险。部分地区积极探索“乡聘村用”模式，为村卫生室补充新鲜血液，促进乡村医生的更新换代，村卫生室工作人员素质有所提升，2013年大专以上学历占在岗人员比例达6.8%；建立健全乡村医生的养老保障制度，农村卫生服务网底得到进一步巩固和加强。

（三）医药卫生科技持续发展，为提升人民群众健康水平提供技术保障。

医学科技是保障公众健康的重要基础和支撑。2009年以来，国家卫生计生委、科技部等部门将医药卫生科技创新作为国家科技发展的重点，深化医药卫生科技体制和机构改革，整合优势医学科研资源，加快实施医药科技重大专项，鼓励自主创新，加强对重大疾病防治技术和新药研制关键技术等的研究，医药卫生科技发展取得积极成效，为提升人民群众健康水平提供技术支撑。

加大医学科研投入，医药技术创新能力快速提升。医药科研经费投入持续增加，从2009年的37.72亿元增加至2013年的62.85亿元，其中政府资金投入从27.48亿元增加至45.71亿元；年均增长率分别为13.62%和13.57%。[①] 企业技术创新能力快速提升，医药工业产值近5年平均增速位居全国工业各门类之首。

实施医学科技发展规划，推进医药卫生科技进步。国家卫生计生委、科技部、教育部、食品药品监管局等部门积极制定和实施《医学科技发展“十二五”规划》，围绕重点疾病、重点人群、重点区域、重点技术、重点产品和重点环节，着力实施自主创新、重点前移、重心下移、加强转化和系统整合五项战略，加强医疗卫生公共服务技术能力建设、推进医疗卫生

① 2014年《中国科技统计年鉴》。

技术基础能力建设、强化疾病防治技术能力建设，为构建普惠的公共卫生和医疗服务体系、提高全民健康水平、保障人口安全、推动中国经济社会的快速可持续发展提供更强有力的科技支撑。科技部还先后出台了《“十二五”现代生物制造科技发展专项规划》和《医疗器械科技产业“十二五”专项规划》，进一步促进医药科技持续发展，为我国医药卫生体制改革顺利实施提供技术支撑。国家科技重大专项实施取得重要成效。一是突出重点，提前完成“十二五”任务。“新药创制”和“重大传染病防治”科技重大专项进一步突出需求导向，按照培育重大品种、满足重要需求、解决重点问题的“三重”原则，将重点聚焦在10大类疾病药物临床研究、制约产业发展关键技术、新发突发传染病应急能力建设，以及三种重大传染病综合防控技术上。两专项已提前完成“十二五”全部任务部署。二是创新机制，强化过程监管。强化机制创新，探索采用“企业理事会”方式组织“药物制剂重大共性关键技术研究”任务，以经济合同强化科研合同管理，努力实现顶层设计下的系统集成。强化过程监管，调整并加强管理团队建设，切实落实技术和行政两条线管理责任，进一步落实权力运行监管机制，加大对项目实施和经费使用的全程监管。三是取得一批成果和突破，更好地满足疾病防控需求。“新药创制”专项累计获得新药证书82件，临床批件118件，超额完成“十二五”目标。世界首个Sabin株脊髓灰质炎灭活疫苗获批上市，标志着我国在此研究领域达到国际先进水平；全球首个上市的口服治疗外周T细胞淋巴瘤药物西达本胺获批上市；全球首个治疗晚期胃癌小分子抗血管生成靶向药物阿帕替尼获批上市，填补了本领域空白。完成200余种药物的技术改造，显著提高了临床用药的可及性。新型乙肝疫苗免疫策略有效降低新发感染率，慢性重症乙肝综合治疗技术使其病死率由84.6%降至56.6%。优化的艾滋病抗病毒治疗方案，病死率由2005年的17.9%降至2013年的6.6%；成功研制CD4细胞检测试剂，打破国外试剂垄断。结核分枝杆菌快速检测技术使检出率由25%提高到45%以上，优化治疗方案使耐多药结核病病死率降低9%。建立覆盖全国的跨系统、跨领域的“应对新发突发传染病防控技术网络体系”，在历次重大突发疫情应对中发挥重要作用。其中，甲型H1N1流感防治取得8项世界第一的科技创新成果，荣获2014年国家科技进步一等奖。①

组织实施公益性行业科研专项，推动医药行业科技发展。行业专项主要支持行业可持续性发展的培育性、实用性和基础性科技工作研究；聚焦行业需求，聚焦解决制约行业发展的重大科技问题。为催生医学科技领域的重大研究成果提供了平台和资源支撑，为公共卫生政策的制定提供了重要科学依据。专项自2007年启动实施以来，在临床医学、公共卫生和基础医学等领域共部署项目152项，其中2014年立项项目28项。

推动科研基地建设，科技管理制度不断完善。推动科研基地建设，加强规范管理。强化科研诚信、伦理和知识产权等管理。发布《医学科研诚信和相关行为规范》。研究制定《涉及人的生物医学研究伦理审查办法》。强化新技术管理，研究制定干细胞临床研究管理制度，起草制订《干细胞临床研究管理办法》和相关技术规范。

（四）卫生信息化建设发展迅速，为医改提供重要技术支撑。

加强卫生信息体系建设，促进卫生信息化建设规范发展。2009年以来，国家先后出台了一系列政策性文件，促进全国卫生信息化建设。新医改方案提出要建立实用共享的卫生信息系统，大力推进卫生信息化建设，整合信息资源，加强信息标准化和公共服务信息平台建设，逐步实现信息系统的统一高效和互联互通。2012年，原卫生部、国家中医药管理局印发《关于加强卫生信息化建设的指导意见》，详细阐述了卫生信息化建设的总体框架、基本原则、工作目标、重点任务和保障措施，指出要遵循惠及居民、服务应用、统筹规划、资源共享、政府主导、多方参与为的基本原则。

① 传染病防治科技重大专项阶段成果发挥实效［EB/OL］. http://www.nhfpc.gov.cn/qjjys/s3594r/201502/255661dce44e4faab0d809e046e58582.shtml.

各级各类业务和管理信息系统加快建设，功能不断完善。一是建成了全球规模最大的传染病疫情和突发公共卫生事件网络直报系统，全国100%的县级以上疾病预防控制机构、98%的县级以上医疗机构、94%的基层医疗卫生机构实现了法定传染病实时网络直报，医疗卫生机构发现、诊断后逐级报告的平均时间由直报前的5天缩短为4小时。二是以临床应用和电子病历为主要建设内容的医院信息化不断取得进展，全国90%以上的县级以上医疗机构建立了挂号收费、药械耗材管理、医疗服务管理等医院管理信息系统；全国3700多家医院构建了以电子病历为核心的医院信息系统，三级医院基本实现院内互联共享，部分医院通过区域平台，实现区域内共享检查检验结果。三是基层卫生管理信息系统应用推广步伐加快，全国有93.5%的社区卫生服务机构和93.3%的乡镇卫生院已建立涉及基层卫生业务管理的信息系统，部分地区开展了区域检验、影像、心电、病理及远程医疗等信息技术中心建设的探索。四是各级新农合信息系统逐渐完善，在医疗费用核查等方面发挥了积极作用，国家新农合信息平台实现与16个省级平台和10余家大型医疗机构实现数据交换共享，先后为吉林、内蒙古等地提供3500余次费用核查服务。五是药品管理信息化建设初显成效，自2009年国家实施基本药物制度以来，各地积极开展基本药物监管信息系统建设，已形成一套监管网络、一个数据中心、多个监管应用系统的药物统一监管平台。六是各级区域卫生信息平台开始建立，区域内卫生信息共享以及跨区域业务协同逐步深化，近1/3的地区建立了区域卫生信息平台，实现了检验检查结果共享、健康信息数据开放、网络健康服务等功能。

卫生信息化作用逐步显现。百姓在获得医疗卫生服务方面更加方便、快捷，办事更加便利。例如区域统一预约挂号、医院自助挂号、检验结果自助打印、药品自动分拣等系统的应用，为患者预约就诊提供了便利，大幅缩短了患者挂号、候诊、缴费、取药的等候时间；新农合信息系统的应用，简化了参合农民报销的手续，报销周期明显缩短。人口健康信息化建设和应用在很大程度上创新了有关业务工作模式，规范了业务工作流程，使医疗卫生服务人员和行业管理人员减轻了工作负担，提高了工作效率，减少医疗差错，提高医疗服务质量。如国家卫生监督执法管理信息系统结合现场执法设备的卫生监督执法方式，大幅度提高了卫生监督员的工作效率；另外，信息系统采集并积累了大量数据资源，为政府科学决策提供了依据和基础。

第三节　十八大以来深化医改的新特点与新成效

十八大以来，中国进入全面深化改革的新阶段，医改作为社会改革的重要内容，以习近平为总书记的新一届中央领导集体高度重视。深化医改进入新阶段，呈现新特点，取得新成效，全面推进医改向纵深发展。

党的十八大报告指出，健康是促进人的全面发展的必然要求。要坚持为人民健康服务的方向，按照保基本、强基层、建机制要求，重点推进医疗保障、医疗服务、公共卫生、药品供应、监管体制综合改革，完善国民健康政策，为群众提供安全有效方便价廉的公共卫生和基本医疗服务。健全全民医保体系，建立重特大疾病保障和救助机制，完善突发公共卫生事件应急和重大疾病防控机制。巩固基本药物制度。健全农村三级医疗卫生服务网络和城市社区卫生服务体系，深化公立医院改革，鼓励社会办医。提高医疗卫生队伍服务能力，加强医德医风建设。改革和完善食品药品安全监管体制机制。

一、十八大以来深化医改呈现新特点

（一）更加注重顶层设计和政策措施的系统性、整体性、协同性。

2013 年，党的十八届三中全会通过的《中共中央关于全面深化改革的

若干重大问题的决定》指出，要进一步深化医药卫生体制改革，既注重改革的连续性，更针对面临的新挑战、新问题，更加注重医改的顶层设计和政策措施的系统性、整体性、协同性。

首次提出了统筹推进医疗保障、医疗服务、公共卫生、药品供应、监管体制综合改革，指明了新时期深化医改的实施路径，政策措施的系统性、整体性、协同性显著提高。在总结医改成效和经验的同时，面对新形势、新问题，一系列改革举措要求清晰、针对性很强。要求深化基层医疗卫生机构综合改革，健全网络化城乡基层医疗卫生服务运行机制；加快公立医院改革，落实政府责任，建立科学的医疗绩效评价机制和适应行业特点的人才培养、人事薪酬制度；完善合理分级诊疗模式，建立社区医生和居民契约服务关系；充分利用信息化手段，促进优质医疗资源纵向流动；加强区域公共卫生服务资源整合。取消以药补医，理顺医药价格，建立科学补偿机制；改革医保支付方式，健全全民医保体系；加快健全重特大疾病医疗保险和救助制度。鼓励社会办医，优先支持举办非营利性医疗机构；社会资金可直接投向资源稀缺及满足多元需求服务领域，多种形式参与公立医院改制重组；允许医师多点执业，允许民办医疗机构纳入医保定点范围。

（二）民生工作在改革中的地位更加突出。

习近平总书记在2012年中央政治局常委同中外记者见面会上指出，“我们的人民热爱生活，期盼有更好的教育、更稳定的工作、更满意的收入、更可靠的社会保障、更高水平的医疗卫生服务……人民对美好生活的向往，就是我们的奋斗目标”。习近平在2014年12月31日考察江苏省镇江市乡镇卫生院时指出，“没有全民健康，就没有全面小康”，“要像抓经济建设一样抓民生建设，像落实发展指标一样落实民生任务”。2014年以来，李克强总理3次主持召开国务院常务会议研究部署卫生计生改革发展工作，强调要高度重视人民健康，坚定不移推进医改，用中国式办法解决好这个世界性难题，并专程考察基层医改和艾滋病防治等工作。这也表明了国家对于医疗卫生工作的重视，为医改的深入推进创造了更加有利的条件。

（三）医改工作与国家总体改革的衔接更加紧密。

2013年中央经济工作会议提出，“按照守住底线、突出重点、完善制度、引导舆论的思路，统筹教育、就业、收入分配、社会保障、医药卫生、住房、食品安全、安全生产等，切实做好改善民生各项工作。”同时，国家还着力落实“稳增长、促改革、调结构、惠民生”的有关政策措施，积极推进基本公共服务均等化、基本养老、医疗保险制度整合。这都表明医改工作将更多的与社会事业改革的其他部分相衔接，更加促进不同部门间的协同，并得到更多的外部支持，共同推进人民健康事业发展。

（四）重点领域改革逐步从试点向全局推开，进一步释放改革红利。

以公立医院改革为例，县级公立医院综合改革试点从2012年的311个扩充到2014年的1011个，全国超过50%的县市纳入试点范围。城市公立医院改革国家重点联系城市由2012年的17个增加到2014年的34个，纳入改革公立医院数量也明显增加。此外，医保支付方式改革、社会资本办医、医疗服务联合体等多种举措也在各地积极实践。如能继续保持这种良好态势，改革积累的成果也将逐步从量变向质变转化。

（五）更加注重法制建设。

全面推进依法治国开启法治中国建设新征程，对提升卫生计生治理体系和治理能力现代化水平提出更高要求。十八大以来，立法工作取得重要进展，全国人大教科文卫委直接组织《基本医疗卫生法》立法工作并召开了启动会，计划在本届人大任期内完成，标志着卫生行业“大法”已进入立法“快车道”。

（六）积极鼓励创新，推动医改与卫生事业发展。

习近平总书记曾在大连、上海等地多次考察医疗科技创新机构，并强调医疗科技创新是创新驱动发展战略的重要领域，用信息化的手段更好地提供医疗卫生服务。在国家积极发展健康服务业的背景下，各地进一步解放思想，尝试运用价格杠杆、税收工具等鼓励社会办医，推进和规范医师多点执业，增加医疗卫生领域的资源与活力。

二、全面推进医改向纵深发展，深化医改取得新成效

（一）公立医院改革明显加快，改革正在从单项试点向综合改革推进。

党的十八大、尤其是十八届三中全会后，按照加快公立医院改革、落实政府责任的总要求，公立医院改革开始由局部试点转向全面推进，国家试点城市和试点县（县级市）分别增加到34个和1011个，顶层设计不断完善，改革内容拓展深化。重点围绕研究制定医疗卫生服务体系发展规划，取消以药补医、理顺医药价格、建立科学补偿机制，建立科学的医疗绩效评价机制和适应行业特点的人才培养、人事薪酬制度，完善合理分级诊疗模式、建立社区医生和居民契约服务关系、构建和谐医患关系，充分利用信息化手段、促进优质医疗资源纵向流动等方面加大改革力度，采取综合措施推进公立医院改革。

为贯彻落实党的十八大和十八届三中全会精神和中央关于全面深化改革的总体部署，国家卫生计生委，财政部、中央编办、发展改革委和人力资源社会保障部联合印发《关于印发推进县级公立医院综合改革意见的通知》，在继续推动首批311个试点县综合改革的基础上，进一步在全国确定了700个试点县开展综合改革，将全国超过50%的县市纳入试点范围。提出

以破除以药补医机制为关键环节，更加注重改革的系统性、整体性和协同性，更加注重体制机制创新和治理体系与能力建设，更加注重治本与治标、整体推进与重点突破的统一，全面深化县级公立医院的综合改革，建立起维护公益性、调动积极性、保障可持续的运行新机制。为全面提升县级医院综合能力，满足县域居民医疗服务需求，国家卫生计生委、国家中医药管理局出台了《全面提升县级医院综合能力工作方案》，强调通过建设、培训、支援等方式，加强县级医院以人才、技术、重点专科为核心的能力建设，实现医院管理法制化、科学化、规范化、精细化、信息化，使县级医院能够承担县域居民常见病、多发病诊疗，危急重症抢救与疑难病转诊的任务。在上述两个文件的要求和指导下，各试点地区政府和医改领导小组普遍将县级公立医院综合改革作为工作重点，组织领导更加有力，政策体系更加完备，在充分调研的基础上，对中央提出的部分政策要点进行了细化和实化，并相应出台了配套文件。在各级政府的共同努力下，截至 2014 年 9 月，99%的试点县级公立医院实行药品零差率销售，64%试点县的患者县域外就诊比例已控制在 15%以内；48%的试点县在 10%以内，基本达到了大病不出县的目标，让人民群众能够在家门口享受到优质的医疗服务。分级诊疗体系建设开始破题，各试点县以提升基层医疗服务能力、理顺各级医疗机构间利益关系和提高医保政策对医院和患者的制约引导力度三个方面为着力点，探索建立分级诊疗格局。

在县级公立医院全面推进并取得初步成效的同时，城市公立医院改革试点也加快推进。城市公立医院改革试点国家联系试点城市增加到 34 个，同时，积极加快研究制定新的城市公立医院综合改革的指导意见。

（二）建立健全医疗救助和重特大疾病保险制度，医保体系日益完善。

十八大以来，城乡居民医疗救助制度和重特大疾病医疗保险制度建设明显加快，按照惠民生的基本要求，积极发挥“兜底”作用。城乡居民医疗救助制度逐步完善，救助人数和救助金额逐年增加。为解决身份不明和无能力支付医药费用患者的急救保障问题，国务院办公厅于2013年2月印发了《关于建立疾病应急救助制度的指导意见》，在我国建立起疾病应急救助制度。制度建立后，国家卫生计生委会同财政部出台了《疾病应急救助基金管理暂行办法》，公布了《需要紧急救治的急危重伤病标准及诊疗规范》。截至2014年底，全国各医疗机构共救助患者32.9万人，申请资金16.0亿元。疾病应急救助制度的实施，解决了患者的实际困难，让贫困患者在突发疾病时不再担心费用，能够放心接受治疗，同时也缓解了医疗机构的急救欠费压力，让医务人员专心抢救患者，医患关系进一步和谐，“救急难”和“兜底”作用初步显现。农村儿童大病保障制度实现全覆盖，城乡居民大病保险制度初步建立。截至2013年底，全国已有170个地市实施大病医疗保险制度，我国城乡居民“因病致贫、因病返贫”现象得到一定程度缓解。

同时，继续加强和完善我国基本医疗保障制度，工作重心从扩大制度的人群覆盖面向扩大服务覆盖面和提升医药费用报销比例转变，更大范围推进支付方式改革，通过信息平台互联互通等多种方式加强基金管理。随着基本医疗保障制度的不断完善，社会医疗保障支出持续增加，社会医疗保障支出占卫生总费用的比例从2008年的22.50%增加到2013年的24.58%；同期政府卫生支出也在增加，个人卫生支出占卫生总费用的比例从2008年的40.42%下降至2013年的33.88%。

（三）基本药物制度进入规范发展的新阶段。

随着医改向纵深发展，基本药物制度建设也加快了步伐并日益规范完善，实施范围进一步扩大，居民对基本药物的可获得性持续提高，居民用药负担开始减轻。一方面，对2009~2011年出台的基本药物遴选、采购、配备使用等方面的措施进一步调整，使之更加完善，如公布《国家基本药物目录》（2012年版）、强调双信封制度中“价格合理”、发文满足慢性病患者用药需求等。另一方面，针对前几年出现的新问题，制定相应政策。

如为解决部分临床常用药品供应不足甚至断供的情况和改善儿童用药状况，制定保障常用低价药品和儿童用药供应的文件，进一步夯实药品供应保障体系。

（四）基层卫生综合改革向纵深推进。

根据深化基层医疗卫生机构综合改革、健全网络化城乡基层医疗卫生服务运行机制的新要求，不断加大基层卫生综合改革的力度。以提升基层医疗卫生服务能力为导向，以完善城乡基层医疗卫生服务运行机制为核心，抓重点、攻难点，在补偿机制、人事制度和收入分配等方面深入探索，对改革中出现的问题及时进行分析和调整，使基层医疗卫生体系网底进一步夯实，内涵建设进一步提升。通过改革，在保证基层卫生服务公益性的前提下，基层体制机制和服务模式开始发生转变，基层卫生服务体系的基础性作用正在得到发挥。根据统计年鉴数据，纵向看，基层医疗卫生机构总门诊诊疗人次逐年上升，从2009年的33.9亿人次上升到2013年的43.2亿人次；2013年，基层医疗卫生机构总诊疗人次占同期各级医疗卫生机构总诊疗量的59.10%，在整个卫生服务提供中发挥了重要作用。

（五）更加注重居民公平享有公共卫生服务。

促进城乡居民逐步享有均等化的基本公共卫生服务是新医改的重要任务之一，也是保障和改善民生的直接体现。党的十八大报告指出，到2020年要总体实现基本公共服务均等化，人人享有基本医疗卫生服务。医改启动以来，通过加大投入和加强管理，完善服务体系，全面落实基本公共卫生和重大公共卫生项目，“基本公共卫生服务逐步均等化”作为一项制度安排已经惠及全体居民。十八大以来，在前三年经验积累的基础上，不断完善实施路径和一系列精细化管理措施，适合我国国情的基本公共卫生服务模式已经初步建立，居民公平享有公共卫生服务的效果已经初步显现。根据分析，东、中、西部地区间规范化电子建档率的差距从2011年的3.5个百分点缩小至 2013 年的 0.93 个百分点，3 岁以下儿童系统管理率差距从 2010 年的 6.29 个百分点降至 2012 年的 4.46 个百分点，7 岁以下儿童健康管理率差距从 2012 年的 6.81 个百分点降至 2013 年的 5.06 个百分点，基本公共卫生服务不公平程度有所改善。

（六）大力发展健康服务业，加快激发社会办医活力。

十八大以来，以 2013 年 9 月国务院出台的《关于促进健康服务业发展的若干意见》为标志，健康服务业和社会办医得到空前重视。各级政府及有关部门出台了一系列促进健康服务业发展、鼓励社会办医的政策措施和实施方案，优化发展环境，各地积极实践探索，取得初步成效，以满足人民群众的多元化健康需求。发展领域不断拓展，发展方式不断丰富，各种认识趋于统一，主要从以下两个方面进行了多种形式的实践探索。一是鼓励社会资本办医，优先支持举办非营利性医疗机构，引入竞争机制，提高服务效率；社会资金直接投向资源稀缺及满足多元需求服务领域，增加卫生资源供给；将符合条件的非公立医疗机构纳入医保定点范围，在准入、土地、投融资、人才引进等方面给予社会办医优惠政策；允许医师多点执业，鼓励医务人员在公立与非公立医疗机构之间自由流动。二是促进健康服务业发展，积极探索“医养结合”的养老护理模式，建设社会养老服务体系；加快发展商业健康保险，推动完善医疗保障服务体系；全面发展中医药医疗保健服务，培育健康服务业相关支撑产业，为人民群众提供全生命周期的健康服务。

（七）注重治本的同时加大治标力度，多部门联动构建和谐医患关系。

2014 年，国家卫生计生委会同中央综治办、中宣部、最高人民法院、最高人民检察院、公安部、民政部、司法部、工商总局、中国保监会、国家中医药局 11 个部门，启动了维护正常医疗秩序打击涉医违法犯罪专项行动，依法严惩涉医违法犯罪，完善医疗纠纷调处机制。通过院内调解、人民调解、司法调解、医疗风险分担机制的有机结合和相互衔接，具有中国特色的医疗纠纷预防与处理制度体系不断完善。一是涉医违法犯罪案件大幅下降。全国医警联动机制进一步落实，截至2014年11月底，6045家二级以上医院设立了警务室，占二级以上医院的80%。公安机关统计，发生在医院的侵犯公民人身等案件同比下降10.6%。二是医疗纠纷数量大幅下降。截至2014年11月底，全国发生医疗纠纷9.4万起，较上一年同期下降18%，呈现出医疗服务量增长、而医疗纠纷下降的良好态势。三是医疗纠纷人民调解比例提升。截至2014年11月底，全国院内调解医疗纠纷2.7万起，人民调解处理医疗纠纷5.6万起，经法院处理10861起。医疗纠纷人民调解成功率在85%以上，医疗纠纷人民调解已经成为医疗纠纷处理的主要渠道。四是医疗风险分担覆盖面提升。截至2014年11月底，全国共有5万余家医疗机构参加了医疗责任保险，近6000家医疗机构参加了医疗风险互助金，800余家二级以上医院开展了医疗意外险。医疗责任保险成为医疗风险分担机制的主要形式。经过各部门一年的努力，医疗秩序得到有效维护，医患关系日趋和谐。

（八）重点支撑领域改革显著加快。

卫生人才队伍制度建设成效显著。十八大以来，我国卫生人才队伍建设的顶层设计得到进一步加强，更加注重制度建设，加快建设涉及人才培养、开发、使用和激励等诸方面，覆盖医学教育改革、全科医生制度、毕业后教育和医生多点执业等内容的一系列人才培养和使用制度。近两年，国务院及有关部门先后出台《关于实施临床医学教育综合改革的若干意见》、《关于医教协同深化临床医学人才培养改革的意见》、《关于建立住院医师规范化培训制度的指导意见》、《关于推进和规范医师多点执业的若干意见》等，为加强我国卫生人才队伍建设、改善卫生人力资源配置、调动卫生人才的积极性提供了有力保证。

卫生信息化受到空前关注，建设速度明显加快。一是加强顶层设计、总体规划和统一部署。以人口与卫生整合为契机，统筹卫生计生业务需求，初步构建了“4631”总体架构，保障信息化的顺利开展。二是强化统一标准、互联互通、共享数据资源。150 余项标准规范初步满足当前人口健康信息化建设需求，部分地方建立了省级信息平台和地市、县级区域信息平台，区域内卫生信息共享以及跨区域业务协同逐步深化，开始重视健康医疗大数据的应用。三是坚持需求导向，扎实推进信息惠民。出台《关于推进医疗机构远程医疗服务的意见》，已有 2000 多家医疗机构开展远程医疗服务，应用成效显著。四是确保信息系统安全和运行维护。组织编制人口健康信息安全规划，开展网络与信息安全信息通报，组织实施卫生计生领域信息安全专项检查，构建国家级信息安全等级保护管理平台，健全标准测试、安全审查、等级保护和电子认证服务体系。五是做好全员人口库信息化建设。国家和省级全员人口信息资源库覆盖 13 亿人口，支持信息采集、人口与计划生育业务和人口决策三大应用，探索开展了计划生育服务管理信息的跨部门、跨地域交互和共享，促进了计划生育服务和管理由粗放型向精细化的转变。

第三章　深化医改面临的问题与政策建议

第一节　面临的问题与挑战

一、老龄化速度加快和健康需求增加，深化医改面临新挑战

当前我国已经进入人口老龄化加速阶段。截至 2013 年底，我国 60 岁及以上老年人口已经达到 2.02 亿，占总人口的 14.9%，预计到 2025 年老年人口将达到 3.08 亿，占总人口的 21.1%，人口结构性矛盾日益突出。老年群体是最大的“健康脆弱”群体，老年人的健康和照护问题将是未来数十年中国社会面临的最为突出的问题之一。

随着经济社会发展和健康保障水平提高，全生命周期的健康服务需求日益增长，居民医疗卫生服务的需求日益多元化，对于高端多样化医疗服务的需求快速增加，目前我国医疗卫生服务体系的结构仍不合理、质量与人民群众的需求仍有差距，医疗费用负担仍然较重。在这种形势下，医疗卫生资源将愈加难以应对包括人口老龄化和医疗卫生服务需求快速增长的需要，加之资源分布和配置不平衡和不合理的状况更加剧了上述矛盾。

二、全面深化改革进入新阶段，对深化医改提出新要求

一是国家进入全面建成小康社会、全面深化改革、全面推进依法治国

的新阶段。推进国家治理体系和治理能力现代化是实现上述目标的重要保障，要求在公平、正义、法治的原则下，更加注重体制机制创新。在医改攻坚期和深水区，制度建设更为重要和迫切，需要借助法律和制度形成长效稳定的治理体系，以进一步提升治理能力。基本医疗卫生法律制度和相关政策法规建设滞后，影响深化医改的全面深入。

二是较为注重增量发展，深层次改革不够。发展与改革是相辅相成、互为条件的，中国的医改从来就是与医药卫生事业发展并行的。在实践中，发展多是在现有体制路径下的增量式发展，而改革则是要纠正现有体制中不利于发展的环节。相比之下，改革的成本要大于推进发展的成本，特别是当改革触及现有利益格局调整和更加宏观层面的体制变动时，其难度更大。前期通过加大国家对基本医保、公共卫生服务项目、基层卫生综合改革等的投入，推动了医改的发展，但医疗卫生资源分布不合理的局面尚未根本打破，甚至出现了个别医院的“虹吸”现象，部分群众对医改效果体会不明显。新一轮医改在完成 2009 年以来所确定的近期重点任务后已经进入一个新阶段，即改革的攻坚期和深水区，深层次的体制机制改革更为重要。医改重点需要从增量改革为主向存量改革转变，以存量调整为主、增量改革为辅。

三是体制机制改革的系统性、整体性、协调性不够。医药卫生体制的深层次改革受到很多制度约束，如财税、编制、人事分配、价格等。医改的深化需要提高政策的系统性、整体性、协调性，加强政府的顶层设计和统筹协调至为重要。凡是医改中取得较好成效的地区，无一例外的得到了地方政府的强有力支持。有些地方政府领导客观上也难以持续性关注医改这一具体工作，对医改政策的稳定性、系统性、整体性和协调性提出了更高也更为迫切的要求。

四是医改的不同重点领域都需要继续深化。基本医保制度缺乏筹资稳定性与可持续性的法律保障，不同制度间的公平性需要提高，在引导医疗卫生资源配置和规范服务行为等方面发挥作用不够，管理体制需要理顺，管理能力需要加强；基本药物制度在基层医疗卫生机构已经实现全覆盖，如何从制度上巩固完善以及解决该制度因为配套措施不完善而引发的有关激励等问题；公共卫生服务项目建设的长效机制需要建立，对公共卫生项目的实施效果需要深入系统评估；基层卫生综合改革需要深化，防范带来新的效率低下等问题；公立医院改革需要加快推进，特别是要加速推进城市公立医院改革，建立布局合理、整体高效的医疗卫生服务体系。

三、对“人”的重视不够，影响改革效果的实现

医务人员是医改的主力军，医改的各项政策措施最终都要直接转化为一线医务人员的优质服务。从这个意义上说，医务人员的行为与激励，关系到医改的成败。正因如此，“医务人员受鼓舞”也是医改的重要目标之一。然而，当前的改革尚未能充分激发医务人员的积极性，同时医务人员对医改政策措施的知晓度和认可程度仍需提高，这也很大程度上影响了医改的效果。

医务人员参与医改积极性不高的原因是多方面的。首先，医务人员的价值未能充分体现。当前，医务人员薪酬制度改革严重滞后于经济社会发展，影响医疗卫生服务体系的良性运行。医务人员通常需要高超医疗技术水平，承担高风险、高强度的劳动，世界上绝大多数国家的医务人员的收入与其价值能够基本匹配，是社会的较高收入群体。而我国事业单位人事分配制度改革较为迟缓，医务人员薪酬制度简单、机械，不但其工资标准远落后于其自身价值和社会贡献，而且更为重要的是难以体现医疗卫生行业的特点。长期扭曲的公立医院补偿机制和现代医院管理制度的建设滞后，造成了公立医院的公益性弱化和医务人员的行为扭曲。被政府禁止、社会痛恨的“药品回扣”、“红包”、“过度医疗”等现象很大程度上也是不合理的制度造成的。广大医务人员是更直接的受害者，极大地伤害了秉持“医术立命”、“医者仁心”的医务人员的心，也加深了医患间的误解。在事业

单位人事分配制度没有重大改变，特别是符合行业特点的薪酬制度未能建立的情况下，许多与分配相关的绩效考核管理作用有限，有时甚至适得其反。

其次，事业单位的管理体制改革滞后，也很大程度上限制了卫生人力资源的流动与合理配置。与国有企业等体系的改革不同，医改不是因为内部生存问题而不得不改，很大程度上是在"看病难、看病贵"的社会压力下推动的，医疗机构内在改革动力不足。我国公立医疗机构按照事业单位体制管理，医疗机构对于医务人员的招聘、考核与解雇等方面的自主权受限，造成医务人员这一核心生产要素的流动性缺失。同时，由于医务人员的技能培养、职称聘任和其他福利待遇很大程度上仍依赖单位，层级越高的单位获得的各种资源越多，对人力资源的吸引力越大，而基层医疗机构的人力资源形势依然严峻，这些都不利于实现人力资源的整体性优化配置。新一轮医改后，基层卫生人才的流失问题未能得到根本解决，甚至在某些地方出现了大城市、大医院对基层人才的"虹吸"现象，必须尽快采取有效措施，否则将会与我们"强基层"的医改目标背道而驰。

第三，医疗卫生行业对人才的吸引力不足。古今中外，"救死扶伤"的"医者"都是社会高度尊敬、收入较高的社会阶层。当前，我国的医务人员从业环境很不理想，社会地位不高，工作责任大、风险大、压力大，收入待遇水平与付出很不相称，医患矛盾突出。本来应该吸引最优秀的学生，作为后备人才进入医疗卫生行业，但近年来许多医务人员不愿自己的子女从事医务工作、医学院校毕业生流失等现象的普遍存在，应该引起政府和社会的高度关注。随着老龄化的加速和公众健康需求的快速增加，如不从根本上改革现有的一系列制度政策，未来医务人员的严重匮乏绝不是危言耸听。同时，人才队伍建设的配套措施不完善，人才队伍结构不合理的问题也十分突出。目前医学教育和医学人才评价等仍是更多重视专科医生，不利于全科医生的培养。全科医生是基层医疗机构人员的核心，也是整个卫生人力资源体系中极为重要的组成部分。但我国全科医生等基层医疗卫生人才的职业发展路径不够清晰，薪酬待遇（“钱图”）缺乏吸引力，发展前景（“前途”）不明朗。护理人才队伍数量严重不足，质量仍需进一步提高。无论是医疗卫生机构还是医务人员，生存和发展是其追求的内在动力，对未来发展缺乏稳定预期，一方面增加了其行为的短期性，甚至是机会主义行为，另一方面也不利于卫生人才队伍、特别是基层人才队伍的稳建设。

四、如何发挥市场机制的积极作用需要进一步探索

医改方案中确立了坚持公平与效率统一，政府主导与发挥市场机制作用相结合的原则，然而在现实中，政府和市场的功能边界和作用形式尚不完全清晰，使得政府和市场机制的作用都未必能得到合理发挥。

市场机制将公立医院的逐利行为放大，造成某种程度的公立医院过度扩张与畸形发展。由于医疗卫生服务行业的信息不对称的等特点，加之结余可用来自由分配的机制未除，多数公立医院利用天然形成的市场地位，过度扩张，积极扩大服务进行收费，极大地影响了公立医院公益性的实现。同时，医疗服务体系多元竞争格局尚未形成，外部竞争、价格机制、人力资源合理流动等发挥市场机制所必须的因素在目前并不具备。

同时，医改实践中存在着政府包办、高度行政化、公立医疗机构自由发展的现象。公立医院的行政化管理状况未能根本改变，新医改中要求的公立医院逐步去行政化有些进展，如规定卫生行政化机构负责人不能兼任公立医院负责人，但在整体推进公立医院法人治理上进展不尽如人意。公立医院日常运营多受到行政部门左右，加之社会资本办医尚未对公立医院形成“外加推力”的竞争格局，导致其市场行为出现不同程度的扭曲。

第二节　以全面深化改革精神统领医改

一、加快法治建设，依法推进深化医改

在全面深化改革和全面依法治国的时代背景下，只有将深化医改纳入法制轨道才能保证改革的合法性、合理性、稳定性与可持续性。深化医改作为社会领域改革的重要内容，必须与全面深化改革的总体思路相衔接，以加快法制建设为重点，依法推进深化医改。

加快推进《基本医疗卫生法》的制定，强化政府在深化医改中的重要地位，促使各级政府和有关部门依法履行卫生职责和义务。由于我国基本医疗卫生法律法规建设长期滞后，政府在医药卫生事业改革发展中的具体责任缺乏法律约束，导致一定程度上政府对卫生工作重视不足。观察医改实践，凡是政府重视的地方，医改成效就较为显著，如安徽省、北京市、福建省三明市等地的医改工作都得到了政府有力支持。

积极依法推进医药卫生行政管理体制改革。一要加快政府职能转变，理顺不同层级政府及其相关部门在医药卫生体制改革中的权责关系，合理划分各级政府的职责，从法律上进一步明确各自职能定位；二要依法行使职能，各级政府及其相关部门只能且必须在法律范围履行职责，避免错位、越位和缺位；三要明晰卫生行政部门的职能，规范其行使职能的程序、权限。

二、加强顶层设计与鼓励基层创新相结合，全面深化医改

医改作为复杂的政策系统，应以整体联动的视角进行系统的顶层设计，

考虑医药、医保、医疗间的内在联系，并结合近年来的医改实践中积累的经验基础，构建未来医改的整体性蓝图。

注重体制机制深层次改革，实现不同利益主体的激励相容。在利益主体日益多元化的格局下，医改的核心问题是在政府、医院、医务人员、患者和医药企业等参与主体间建立激励相容的激励约束机制，关键是通过改革补偿机制和运行机制，以改变相关机构和人员的趋利行为，找到社会价值和个体利益的平衡点。通过合理的机制设计，有效配置资源，实现平衡与相容的激励，使改革向良性的方向发展。通过制度设计可以实现不同利益主体的激励相容，但在短时期内深刻的利益调整必然触及既得利益。在尽可能考虑不同利益主体的利益时，应考虑到居民和医务人员是最大的利益和主要的利益群体，以居民和医务人员的利益为首要考虑因素，以利于进一步激发改革的动力，增强改革的可持续性。

更加注重顶层设计，明确中央与地方的职责，加强地方政府的分级分类管理鼓励地方积极探索实践。良好的顶层设计体现在方向性和合理架构。一方面，顶层设计应多注重方向性和理念性，而不是事无巨细的具体规定。而地方的政策执行者也不应将顶层设计简单理解为工作任务，而应因地制宜的利用政策实现改革目标。另一方面，在中国这样的大国，顶层设计也应该突出分级分类管理，在统一目标与原则的基础上，增强不同层级的政府与医疗机构的自主性。顶层设计要为地方和基层的改革实施者提供稳定的政策环境与预期，在此基础上进行适当的权力下放，鼓励因地制宜的尝试与探索。

三、更好地发挥政府主导作用与市场机制调节作用

合理发挥政府主导作用和市场机制作用，实现公平和效率的平衡。“坚持公平与效率统一、政府主导和发挥市场机制作用相结合”是卫生事业改革发展的重要原则，市场机制与政府干预是一个矛盾的统一体，既对立又

统一。政府在医改的政策规划制定、财政投入、行业监管等方面发挥主导作用，防范市场失灵，但也不能包办一切。市场机制在提高服务效率上具有优势，但市场失灵也会影响支付能力低的人群对医疗卫生服务的可及性，医疗卫生机构也容易选择提供一些更高盈利的服务。

合理划分政府和市场机制的作用，实现两个作用的协同。虽然医疗卫生服务并不能完全按照一般产品那样由市场机制进行生产、消费与资源配置，但公平竞争、激励约束和规范监管等市场机制也是应该充分利用的。由于政府行政的不当干预，一些有利的市场机制在我国医疗卫生领域并未有效发挥作用，造成激励约束的扭曲。在公立医院改革方面，逐步推进公立医院的去行政化，赋予公立医院真正的独立法人地位，发挥其作为竞争主体的积极性。

四、积极做好配套政策和环境建设，为深化医改提供支撑

（一）更好发挥医保的调节作用。

医保作为政策工具调节医疗服务行为和卫生资源配置是国际通行做法，随着基本医疗保障制度的全覆盖，我国医保机构已经成为医疗服务的主要支付者，应在控制医疗费用和规范医疗卫生机构行为方面发挥更为重要的作用，成为政策调节的主要工具，改变传统依赖行政手段或价格管制的方式。核心在于建立医保购买医疗服务的契约化机制，最为重要的是改革医保支付方式。目前，我国医保的调节作用仍然不够，支付方式改革仍然滞后，医保缺乏对医疗服务调节的机制；基本医疗保障管理体制不顺，影响了医保对医疗服务调节的能力。

（二）结合国家财税体制改革，优化政府卫生投入机制与绩效。

财政投入是政府推进医改的重要基础和手段。长期以来，政府对于

医疗卫生基础设施、医疗服务提供和人员等方面给予大量的公共财政支持，发挥着重要的杠杆作用，但与医改的需求仍有很大差距。随着国家财税体制改革的深入，如何发挥好公共财政的作用将是深化医改面临的重要问题。当前，一是要根据医疗卫生服务的特点，对不同机构和服务实施不同的财政政策，如对一些市场失灵的项目宜采取财政直接投入的方式，而对某些医疗服务则可以进行购买服务的试点；二是要更加注重财政投入的效益，通过科学方法评价财政投入在实现公平性、可及性、可负担性、健康水平提升等方面的效果，进而对投入的方向、节奏与力度进行动态调整。

（三）完善人才激励政策，加强人才队伍建设。

建设一支规模适当、质量较高的卫生人才队伍，充分调动和发挥医务人员的积极性是医改成败的关键。总体来看，卫生人才战略应从传统人事管理转向现代人力资源战略管理。目前，要结合国家事业单位分类改革，改革公立医疗机构的人事分配制度，为医务人员从单位人向社会人转变创造条件。

当前的重点工作是，借鉴国际通行的经验和做法，抓紧出台符合医药卫生行业特点的薪酬分配制度，特别注重将国家投入和医院支出的重点向医务人员倾斜，提高医务人员合理收入。要认真落实政府保障卫生人员经费的有关政策，提高人员工资收入在医院运行收入中的比例，科学核定工资总额，建立多劳多得、优劳优得的分配机制，创造有利于医学人才成长和发挥作用的政策环境，体现医疗卫生人员的价值，使医疗卫生工作成为令人尊敬的职业。同时，要加强医院院长职业化建设，赋予医院更多用人自主权；完善卫生人才发展机制，包括医学生培养机制、规范培训机制、分类评价机制等；注重基层和紧缺卫生人力资源的开发，形成完整且运行良好的卫生人才发展通道，以提升医疗卫生行业的吸引力；推进医师多点执业，通过法律规范各类执业行为和处理多点执业过程中出现的问题。

（四）加快医药卫生科技体制改革，为深化医改提供创新技术支撑。

医疗卫生行业是技术密集行业，医疗卫生服务水平的提高离不开技术、药品、设备等方面的不断进步，加快医药卫生科技体制是深化医改的内在要求。一是优化国家医学科研体系的顶层设计，系统加强医学科技创新体系建设，促进医学科研主体协调整合，实现医学科研资源的合理配置与科学布局；加大医药卫生科技投入，完善我国医药卫生科技经费保障机制。二是积极鼓励医药卫生科技创新及成果转化。发展前沿技术，引领医学发展，促使我国从医药科技大国向医药科技强国转变。增强医药科技成果的实际应用性，通过合理的评估机制与激励政策，促进良好的成果转化与推广。特别注重适宜技术的筛选、提档升级和推广工作，为实现我国基本医疗卫生制度奠定基础。三要重视科研机构建设和医学科研人才培养。着力打造布局合理并具有国际一流水准的重点实验室、工程技术研究中心、临床/转化医学研究中心、医学交叉科学研究中心等科技支撑机构。重视医学科研人才培养，构建积极正向的科研文化氛围，充分尊重、发挥科研人员的研究潜能，建立贡献与待遇相匹配的激励机制，为医药科技可持续发展提供人才保障。

（五）大力推进医药卫生信息化，全面支撑深化医改。

卫生信息化是卫生事业发展和深化医改的重要保障和技术支撑，加快卫生信息化建设对于深化医改具有十分重要的意义。新医改以来，卫生信息化建设取得重要进展，卫生信息化的总体框架基本建立，全员人口信息、电子健康档案和电子病历三大数据库资源加快建设，着力推进公共卫生、计划生育、医疗服务、医疗保障、药品管理、综合管理等六大业务应用，建设国家、省、地市和县四级人口健康信息平台。但仍然存在顶层规划不足、互联互通不够、标准规范建设滞后、安全隐私保护政策及技术手段需要完善、信息分析利用需要加强、复合型人才缺乏、市场准入机制有待健全等问题。今后一个时期，要加强卫生信息化建设的顶层设计，健全信息安全体系、加大隐私保护力度，注重卫生信息利用与决策支持，强化基层卫生信息系统建设、发挥网底基础支撑作用，形成覆盖各级各类卫生计生机构高效统一的网络，实现业务应用互联互通、信息共享、有效协同。

（六）深入实际宣讲医改政策，形成深化医改的良好局面。

医改的深入推进需要一个有利于医改的社会环境。卫生改革是政治问题，在任何国家实施改革难度都是非常大的，必须创造有利的外部条件，通过有强有力的社会动员加以推进。西方国家推动医改通常借助选举或促进立法的形式，形成社会影响以获取改革的支持与动力，成为推动医改的有利时机。我国医改的决策过程是在注重民生的宏观政治环境与“看病难、看病贵”等社会舆论的共同作用下推动的，高度的社会关注对医改既是压力也是机遇。医改实践需要借助不同的媒体渠道，加强对医改过程、效果以及新出现问题的宣讲，让社会各界更加全面和客观地认识医改，积极支持医改。

第三节　围绕重点领域继续深化医改

一、健全筹资机制、理顺管理体制、改革支付方式，巩固基本医疗保障制度

（一）建立健全筹资机制，确保基本医保制度可持续发展。

加大财政对于城镇居民基本医保和新农合制度的补贴，并逐渐规范化、

制度化；合理确定个人分担比例，建立与经济发展水平和人口结构变化相一致的个人筹资增长机制；逐步缩小非正式就业人群与就业人群的医保筹资差距，发挥基本医疗保障制度的二次分配功能，促进社会公平。

（二）区别对待医保基金，完善医保基金的管理办法。

医保基金既有纵向积累的性质，也有现收现支的性质；对于个人账户和统筹基金应区别对待，实施不同的基金管理办法。医保统筹基金应实施“现收现支、收支平衡”的管理方式，避免当年基金结余过多，逐步减少统筹基金结余，进一步缓解群众看病贵问题。

（三）积极推进支付方式改革，合理控制医药费用上涨速度。

推进医保制度整合和支付方式改革，形成系统合力，加强对医疗机构的规范和约束，控制医药费用不合理上涨；积极推进医保、医疗和医药协调发展，加强“三医”联动，实现医改目标。

（四）理顺医保管理体制，加强医保基金的使用和管理。

统筹医疗保险、医疗服务体系和医药流通领域的改革，基于“大健康”的思路推进“三医”联动，不断提高医改的系统性、整体性和协同性。理顺医保管理体制，推进医保制度整合，避免重复参保（合）和财政重复补贴，使有限的医保基金发挥最大效益。

（五）建立信息共享机制，推进医保制度互联互通。

加快建设和应用各种医保信息平台，建立健全不同医保制度之间的信息共享机制以及医疗机构与医保经办机构之间的信息共享机制，加强医保基金监管和费用核查，推进参保（合）人员异地就医即时结报和参保人员的转移接续，实现医保制度的互联互通，提升流动人口基本医疗卫生服务的可及性。

二、加强以基本药物制度为核心的药物政策建设

（一）进一步明确制度目标，确保居民对基本药物公平可及。

基本药物制度的目标应回归到保障居民对基本药物的公平可及，在制度建设上应更加注重自身的独特性和不可替代性。关键是要根据患者需求而不是根据医疗卫生机构的级别，厘清基本药物与非基本药物的区别，对药品遴选、生产、流通、使用和筹资等环节进一步规范，突出基本药物的基本性和必要性，确保基本药物的公平可及。

（二）加强基本药物循证遴选和药物经济学评价。

应当发挥循证医学和药物经济学的重要作用，提高基本药物目录制定的科学性，完善基本药物目录遴选替换机制，形成符合我国实际情况的具体的、可操作的遴选方式，确保基本药物能够满足常见病、多发病的诊疗需要，满足人民群众的用药需求。对于现行各省增补药品和频数较高的品种，建议进行全面系统的循证评价，为下一步基本药物目录的遴选替换提供科学证据。

（三）建立基本药物独立筹资机制。

由政府直接筹资或从医保中划出一定比例资金作为基本药物供应保障预算基金。应将基本药物纳入基本卫生服务包，建立长效稳定的独立筹资机制，由政府直接筹资或从医保资金中划出一定比例纳入基本药物供应保障预算基金，确保资金补偿到位，切实减轻个人基本药物的费用负担。在目前政府财力有限，不能全部承担基本药物资金的情况下，可以考虑对医

保人群、非医保人群、贫困和特殊人群实行分类给付政策，并充分利用医保结余基金，可考虑将多余的当年结余用于基本药物保障。

（四）完善基本药物集中招标采购制度。

在进行集中招标采购中使用统一的药品质量和限价标准，减少交易成本。使用客观指标代替主观打分的方式，保证招采环节的公平和公正。积极探索第三方招标采购的做法，将行业协会或者医保机构引入基本药物招标采购环节，增强第三方的价格谈判能力，提高招采效率。根据各地医药行业的不同情况，采用政府管控和市场调节相结合的方式，完善基本药物招标采购政策，保障基本药物的有效供应，加快建立以国家基本药物为基础的药品供应保障体系。

（五）进一步完善公立医院使用基本药物的激励和监管措施，促进基本药物使用。

加快推进公立医院补偿机制和收入分配制度改革，联合药品流通领域改革，将基本药物使用率列入医院和医务人员绩效考核体系中，完善公立医院使用基本药物的激励约束机制。在医务人员继续教育和培训内容中，加大对基本药物知识的宣传力度，提高医务人员认知水平。加强对基本药物使用的监管，对公立医院采购基本药物的名称、厂家、价格予以公示，在患者的消费明细表中标明基本药物，提高患者知情权。

三、继续完善并深化基层卫生综合改革

（一）建立健全基层首诊和分级诊疗制度，推行基层签约服务。

以医保制度改革为突破点，建立基层首诊和分级诊疗制度，为有序就

医的形成提供制度基础。在现有人力资源不足和签约服务需求之间存在矛盾的情况下，加强区域协同，以慢性病和重点人群为切入点，以医保支付为杠杆，以信息技术为支撑，立足防治结合，逐步开展签约服务，建立全科医生与居民的稳定服务关系，引导居民良好就医习惯的形成，提高服务的连续性、协同性，改善服务质量。

（二）明确基本卫生服务稳定的筹资机制。

明确基本卫生服务筹资来源、额度、支付方式及增长机制，从法律层面保障基本卫生服务投入的稳定性，消除投入的随意性和不确定性。

（三）完善基层卫生服务价格形成机制，体现基层人员价值。

明确基层医疗卫生机构的功能定位和医务人员的专业价值，采用合理的测算标准和科学的测算方法，合理确定基本医疗服务、基本公共卫生服务的成本和价格，为医保支付和政府购买服务提供依据，也为建立科学合理的基层医务人员的薪酬体系奠定基础。

（四）改革人事制度，创新编制管理方式，落实用人自主权。

打破现有的“定编、定岗、定人”制度，科学设定人员编制数量，创新编制管理方式，可采取虚拟编制，实行政府购买岗位的办法，落实基层单位用人自主权，由机构负责人根据实际需求自主聘用所需人员，真正建立“能进能出、能上能下”的基层竞争性用人新机制，建立基层人才流动机制。

（五）完善收入分配机制，调动基层医务人员积极性。

完善绩效工资制度，打破绩效封顶，允许将一定比例的机构业务收入用于绩效分配，建立收入增长机制，调动积极性。完善绩效考核制度，建立以质量和健康结局改善为导向的绩效考核办法，促进医务人员服务行为从根本上发生改变，真正体现“多劳多得、优绩优酬”的分配理念。

四、继续优化公共卫生服务项目，大力推进公共卫生服务均等化

（一）建立健全相关法规，从制度完善走向立法保障。

强化居民享有公共卫生服务的权利，加快推进基本医疗卫生立法工作，使政府的卫生管理和医疗机构的服务行为有法可依，也为卫生监管与治理提供信用基础与行动依据。

（二）合理增加建设资金和工作经费，保证服务开展和落实。

根据工作任务，合理核算基层医疗卫生机构开展基本公共卫生服务项目所需要的人力、设备等成本，适当提供机构所需的建设、工作和监管经费。

（三）科学设计基本公共卫生服务包和重大公共卫生服务项目。

根据居民健康需求，充分考虑服务成本及基层服务提供能力，合理设计基本公共卫生服务包和重大公共卫生服务项目，建立与之匹配的资金投入机制。定期开展项目成本效果评价，为项目的实施和调整提供科学依据。

（四）建立和完善以质量和健康结果为导向的基层卫生机构绩效考核办法，提高资金使用效率。

以健康改善结果为目标，注重服务质量的考核，科学设立绩效考核办

法，将资金补助和考核结果相挂钩，奖优罚劣，提高资金使用效率。

（五）全面推行全科团队服务，有机整合公共卫生与医疗服务。

以“防治结合”理念指导卫生服务工作的开展，全面推行全科团队服务，健全基层卫生服务机构内部、基层卫生机构与专业公共卫生机构之间的分工协作机制，提供整合的公共卫生和医疗服务，提高居民知晓度，改善居民感受。

五、加快推进公立医院综合改革，使群众得到更大实惠

（一）联合推进公立医院各项改革。

公立医院改革进入攻坚期，不同任务之间、区域之间以及与社会领域其他改革的关联性、互补性明显加强，必须协同推进。一是必须实施“三医”联动，在医疗、医药、医保等改革的政策工具之间做好衔接，这对部门的协调联动提出了新要求。二是上下联动。在城市，要把公立医院改革与基层卫生综合改革放在一个整体中去认识，不能割裂。要继续深化基层卫生综合改革，打牢基础，为公立医院改革奠定基础。三是区域联动。区域内所有公立医院要同时进行改革，避免形成改革“孤岛”或“洼地”。四是内外联动。公立医院改革是整个医改的难点，难就难在与经济社会领域改革有着紧密关系，涉及到编制管理、财税政策、价格体制、人事分配制度及政府职能转变等，这些改革环环相扣，只有整体推进，才能形成合力，实现医改预期效果。

（二）明确公立医院改革的目标和成功标志。

公立医院改革只有进行时，没有完成时。衡量公立医院改革进展如何，

以及是否按要求完成了改革任务，必须要有清晰的目标和阶段性标志。不能把公立医院改革当作一个筐，什么都往里装，导致地方公立医院改革缺乏针对性，也很难进行评价。我们认为，城市公立医院改革的总体目标是到2020年，建立比较完备的公立医院体制机制，具体包括政府办医责任全面落实，保障公立医院良性运行和可持续发展；与经济社会发展和医保筹资水平相适应的科学补偿机制基本建立，医疗服务价格动态调整机制初步形成，建立了维护公益性、调动积极性、保障可持续的运行机制；管理体制不断完善，权责明确、政事分开、管理科学、透明高效的现代医院管理制度初步建立，运行效率稳步提升；医务人员薪酬制度较为合理，符合公益性要求的医务人员积极性得以调动；医保支付方式改革全面推进，医保对医疗服务的激励约束机制充分发挥；药品和耗材招标采购机制比较完善，彻底切断药品（耗材）和医疗机构及医务人员的利益联系；与多元办医格局相适应的监管体制较为健全，医疗服务质量和安全得到有效保障。

（三）细化改革措施，切实推进公立医院改革。

已经出台的一系列的公立医院改革政策措施，内容非常全面，但原则性强、操作性不够，对地方推动改革要求不够明确。完善公立医院改革的顶层设计，要在落细、落小、落实上下功夫，便于地方操作实施，推动地方由“要我干”变为“我要干”，使改革政策可监管，可考核。建议对重要任务尽可能设定约束性、量化性的指标和明确推进的时间节点，发挥地方首创精神，督促地方推动改革。

六、建立健全发展健康服务业和鼓励社会办医的政策措施

（一）明确健康服务业的内涵和属性，防止走偏。

针对健康服务业的范围和重点发展领域、对发展健康服务业与建设基

本医疗卫生制度关系、公立医疗机构与社会办医协调发展等一系列问题深入开展研究，鼓励各级政府、卫生行业、社会资本、公众等多方共同参与积极探索，加快形成共识，为推动社会办医、促进健康服务业发展奠定思想基础，防止以发展健康服务业为借口，弱化政府在卫生事业改革发展中的责任。

（二）落实鼓励社会办医政策措施，推进服务体系多元化建设。

进一步落实国家和地方制定的社会办医优惠政策，将社会办医纳入医疗机构设置规划，鼓励其在医疗资源配置相对薄弱的区域和牙科、整形、儿科、产科、康复、精神卫生等专科领域发展。落实非营利性民营医院与公立医院在等级评审、技术准入、设备配置、人力资源、医保定点等方面享有同等待遇的政策。建立适度投资回报机制，加快完善卫生投融资平台，支持社会办医发展。①

（三）大力发展全生命周期的健康服务。

培育一批医疗与养老融合发展的服务机构，引导社会资本举办康复医院、老年病医院、护理院、临终关怀医院等医疗服务机构。建立医疗机构与养老机构之间的业务协作机制，推动转诊合作。合理布局医疗护理服务机构，形成规模适宜、功能互补、安全便捷的健康养老护理服务网络。加快培育健康护理业，大力发展以老年护理、母婴护理、家庭护理等为主要内容的家庭服务业。鼓励建设中医特色康复医院、康复护理机构。

（四）加快医疗保险业发展，为健康服务业发展提供支撑。

对纳入医保定点的非公立医疗机构，按规定签订服务协议，并与公立

① 邢伟. 健康服务业发展的实践探索和政策思考［J］. 宏观经济管理，2014，06：29-31.

医疗机构享有同等待遇。降低准入门槛，积极鼓励国内符合资质要求的保险公司加入健康保险的经营和管理。出台相应措施扶持商业保险，依照企业经营状况采取减免营业税或个人所得税的方式支持单位集体或个人共同出资购买商业健康保险产品。探讨个人使用社会保险个人账户基金购买商业健康保险产品的可能性。探索建设商业健康保险统一结算平台。①

（五）加强行业监管，促进健康服务业健康发展。

明确政府部门对健康服务业内各类机构的监管责任；严格市场准入制度，严格审批非营利性社会办医机构的资格；探索行业自律模式，填补监管空白，大力推动行业诚信建设，建立风险、警示和举报制度，规范行为，抑制恶性竞争。

七、继续推进重点支撑领域的体制机制改革

（一）加强监管体系建设，提高监管能力。

加强法律法规体系建设，强化依法监管。完善医药卫生监管方面的法律法规、规章制度和规范标准，健全保障医药卫生事业有效规范运转的监管制度框架，主要包括医疗卫生服务监管机构、监管程序、监管规则、监管执行、监管内容以及“监督”监管机构等基本问题的制度体系。加强日常监督执法力量，广泛开展医政执法活动，适时建立医疗技术监测、评估和控制体制，建立快速评估和信息发布制度，医政投诉、调解仲裁等多元化的监管制度制度。

不断提高监管能力。培育监管主体，保障监管人力资源充足，提高监管主体监管能力，明确各个主体的权责，建立监管主体间的互联协调机

① 廖喆. 上海健康服务业发展战略研究［D］. 上海交通大学，2008.

制。制定科学的监管标准及计划，确定监管内容与监管指标，并对其进行反复科学论证；制定合理的监管计划，明确监管目的，探索正确监管模式，充分利用监管结论对监管客体进行监督，起到激励或惩戒的效果。加强信息化建设，增强监管过程中信息的运用。引入第三方监督机制，保证监管过程的公开透明。同时政府也可以考虑购买专业的监管服务，节省人力资源。

（二）做好医教协同，加强人才队伍建设。

促进医学教育与卫生行业的紧密结合，加强医学专业招生规划管理。理顺医学教育管理体制与运行机制，促进医学教育系统和卫生计生系统的紧密结合；加强医学专业招生规划管理，调整医学专业招生数量和招生规划，实现供需衔接和平衡。实施“总量增加、结构调整”策略，增加医学相关专业的招生总量，加大紧缺专业如公共卫生、护理、康复和临床医学中的儿科医学、精神卫生和老年医学等专业的招生规模和培养力度①。

增加卫生人力资源总量，优化卫生人力资源配置。一是结合我国经济社会发展、人口老龄化和疾病谱转变的特点，不断壮大卫生人才队伍的规模，为满足我国城乡居民多元化的健康服务需求提供人力资源保障。二是加强基层卫生人力资源建设。建立健全全科医生制度，进一步明晰全科医生的职业发展路径和发展前景，促进更多全科医生流向基层，促进人人享有基本医疗卫生服务目标的实现。尽快建立与基层卫生人员贡献相匹配的收入分配制度，提升收入水平，吸引适宜卫生人才流向基层、扎根基层、服务基层，缓解基层卫生人员短缺问题，缩小地区、城乡之间卫生人力资源差距。对于偏远地区的基层医疗卫生机构，应给予政策倾斜，出台待遇保障的最低标准；对财力较差地区，建议由中央和省级财政予以保障，以

① 柯杨.21世纪中国医学教育改革再定位［M］. 北京：北京大学医学出版社，2014.

确保偏远地区城乡居民基本医疗卫生服务的可及性。提升村卫生室工作人员社会保障和工作待遇，进一步稳定农村卫生服务网底。三是加强对急需紧缺专业卫生人力的开发。加强对专业公共卫生、护理、药师等急需紧缺专门卫生人力的开发。适应公共卫生服务均等化的要求和应对公共卫生任务不断增加的挑战，科学制定并落实公共卫生人员编制标准，提高公共卫生专业人员比例。大力培养卫生应急、精神卫生、食品安全等急需专业人才。严格按照国家相关标准配备护理人员，加强专科护士的培养，提高护士队伍整体素质。加强健康管理、医疗康复、老年护理、社会工作和老龄化社会需要的新型人才的培养开发。四是加强高层次卫生人力资源建设。实施高层次卫生人力培养计划，培养一批在国际医学领域有重要影响力的医学科学家；完善高层次人才选拔机制，加强薄弱学科的建设和关键技术领域的人才培养。①

推进卫生人力发展的制度创新。一是进一步完善住院医师规范化培训制度，健全培训体系，强化培训能力建设，培养合格临床医师，提高我国临床医学人才专业素质和服务能力。加强规范化培训与高等医学教育和继续医学教育的有效衔接，强化相关行政管理部门在医学教育改革、培训相关保障政策等方面的协调与合作，营造有利于规范化培训发展的良好环境。二是完善卫生人才评价机制，建立以岗位职责要求为基础，以品德、能力、业绩、服务为导向的卫生人才评价机制。完善人才评价标准，改进卫生人才评价方式，拓宽卫生人才评价渠道。完善现行的考试与考核相结合的卫生人才评价机制，建立分级分类的职称评定管理体系和反映人才能力和素质的客观评价机制。三是建立健全卫生人员激励约束机制，完善卫生人才队伍建设保障措施。尽快建立健全符合卫生行业特点的薪酬制度，增强卫生行业的吸引力，充分调动医务人员的积极性。合理调整医疗服务价格标准，体现医务人员的技术劳务价值；提升一般诊疗费、护理费、治

① 张光鹏，李晓燕. 卫生人力发展的主要问题及政策建议［R］. 2012.

疗费、手术费等反映卫生技术人员劳务价值的标准，加快基层医疗卫生机构一般诊疗费的落实。四是加快完善卫生人才队伍建设的配套措施，完善医生多点执业配套措施并积极推进，使优质医疗卫生资源配置更加公平。加强人力招募力度，吸引医学专业毕业生进入卫生行业，避免医学专业人才浪费。改善卫生技术人员的执业环境，强化制度建设，构建倡导和谐医患关系。①

（三）加快医药卫生科技体制改革，为深化医改提供技术支撑。

一是优化国家医学科研体系的顶层设计，系统加强医学科技创新体系建设。优化国家医学科研体系的顶层设计，建立全链条的医学科研体系。有效联接科技行政部门、研究院所、高校、医院、企业、基金部门、科技服务机构等主体，实现战略规划、基础研究、技术研发、技术应用、产品转化等环节的协调整合，实现医学研究资源的合理配置与科学布局。系统加强医学科技创新体系建设。

二是优化集成医学领域的科技资源，打造布局合理并具有国际一流水准的重点实验室、工程技术研究中心、临床/转化医学研究中心、医学交叉科学研究中心、临床协同研究网络等科技支撑体系，建立完善涵盖基础研究、应用研究和开发研究等全过程的医学科技创新体系，促进医学科技资源开放共享，实现我国医学研究资源的大尺度整合集成，推动医学科技快速发展，为催生医学科技领域的重大研究成果奠定基础。

三是加大医学科技投入，完善我国医药卫生科技经费保障机制。加大医学科技投入力度，逐步提升医药科技经费占国内生产总值和卫生总费用的比例，缩小我国与发达国家在医药科研经费投入的差距；积极探索建立多渠道投入机制，完善我国医药卫生科技经费保障机制，为促进医药科技

---

① 李晓燕，孔辉，张光鹏．我国乡镇卫生院人员流出特征及原因分析［J］．中国初级卫生保健，2013，27（9）：43-45．

创新提供资金保障。

四是重视医学科研人才培养，健全科研人员的激励机制。重视医学科研人才培养，构建积极正向的科研文化氛围，充分尊重、发挥科研人员的研究潜能，建设良性竞争、目标凝聚的团队文化，为医学科研人员创造良好的成长环境，加强领军人才与人才梯队的建设力度，为医药科技可持续发展提供人才保障。健全医学科研人员的激励机制，建立贡献与待遇相匹配的激励机制，充分调动科研人员的积极性，助推医药科技进步。

五是强化适宜技术的筛选、提档升级和推广工作。结合我国经济社会发展水平、疾病谱变化、医学模式转变和人民群众健康服务需求的变化，运用循证科学证据，寻找适合我国居民的适宜技术；进一步加强我国基本医疗卫生服务适宜技术的筛选、提档升级和推广工作，为改善我国城乡居民基本医疗卫生服务的公平可及奠定基础。

六是鼓励自主创新、促进医药卫生科技的系统协同发展。发展前沿技术，引领医学发展，促使我国从医药科技大国向医药科技强国转变；加强基础研究，为疾病防治和健康促进提供理论和技术基础是加强公共卫生基础研究，构筑安全屏障；注重临床转化，提高诊疗水平；强化保健康复，服务全民健康；推动健康产业，促进经济发展。

七是强化转化医学理念，促进医学科技成果转化。加强医药卫生科技政策研究，强化法律法规制度建设，为科技成果转化营造良好环境；强化转化医学理念，促进基础医学研究、生物医学研究与疾病防控和临床诊疗有机衔接，加强政府对转化医学发展的宏观指导，增强医药科技成果的实际应用性，建立良好的成果转化与推广的机制；完善医药卫生技术转移网络，搭建医药科技成果转化桥梁；健全激励机制，逐步优化以高质量科研产出和成果应用转化为导向的科技评估评价、奖励激励政策，强化成果转化的创新意识；建立中介服务体系，打造一支高素质的科技成果推广专业

队伍，促进医药卫生科技成果转化。①,②,③,④

（四）大力推进卫生信息化建设，为深化医改提供强大支撑。

制定详细蓝图，加强卫生信息化建设的宏观指导。在《关于加快推进人口健康信息化建设的指导意见》的总体框架下，制定相应配套政策和目标明确、技术路线清晰的建设方案。明确政府、医疗卫生机构、企业等利益相关方的需求、责任和义务，建立规范的多方合作机制，指导卫生信息化建设顺利实施。

健全信息安全体系，加大隐私保护力度。从法律保障、管理制度和技术应用等多方面健全信息安全体系，加大隐私保护力度。成立信息安全与隐私保护专职管理机构，制定并完善相关监管考核制度。加强先进技术手段的研究和应用，例如CA安全认证、角色访问控制、电子签名、个人识别码等，从技术层面满足信息安全和隐私保护的需求。

加强卫生信息利用与决策支持。以服务居民健康为根本出发点，强调居民是卫生信息化建设的关键受益方，研究、挖掘尽可能便捷、丰富的功能，建立人口健康大数据管理和应用中心，使卫生信息化建设真正服务于民。同时进一步发挥卫生信息的决策支持作用，为政策的制定、调整以及科学管理提供支持，提高管理者管理决策的科学性。

顺应业务发展要求，重点发展优先领域。继续加强基层卫生信息系统

---

① 牛玉宏，金春林，侯佳乐. 上海医药科技成果转化面临的问题和对策研究[J]. 中国医院，2014，18（3）：20-22.

② 高润霖，尹岭，王正国，等. 健康中国2020：临床医学研究面临的问题与对策[J]. 中国卫生政策研究，2009，2（7）：10-15.

③ 江胜强，卢建华，吴建国. 医学科技成果转化的问题和对策研究［J］. 中华医学科研管理杂志，2008，21（1）：30-33.

④ 曹先平，王今民，史晓峰. 医学科技成果推广中存在的问题及对策［J］. 医学信息，2010，23（9）：3082-3083.

建设，发挥网底基础支撑作用，通过一套系统协同基层业务工作，减轻基层医务工作者的压力，提高工作效率。医疗服务领域应注重对于临床信息的分析与利用，公共卫生领域应建立以个体全生命周期为单位的公共卫生信息系统。加强与辖区内医疗机构、基层卫生机构、公共卫生机构信息系统的互联互通，为区域卫生协同、医联体等业务提供基础，加强临床信息的共享和信息分析利用。

注重人才培养，发挥各方优势。建设一支稳定的人才队伍，为卫生信息化建设提供人才保障。创新卫生信息化人才培养模式，进一步明确卫生信息管理类专业的培养目标和专业定位，培养具有医学、信息管理学、计算机技术等多重背景的复合型专业人才。同时，人才培养要分层次进行，重点培养高层次的卫生信息管理专业人才；政府要加大卫生信息化建设人才培训的支持力度，行业组织要加强毕业后继续教育，在培训模式、质量提升、评价机制等方面积极探索，提高信息化人才培养质量。

后　记

自2009年以来，我国新一轮的医药卫生体制改革已经走过五年，总体上取得了良好成效，某些领域甚至取得了重要突破性进展。特别是十八大以来，医改进程不断向纵深化发展，原来针对具体领域、具体问题进行改革的模式，也已转变为国家医疗卫生事业全面系统的改革；以问题为导向的攻坚克难，转向了长效体制机制的建设。但社会对本轮医改的认知和评价并不完全一致，甚至存在一些偏差。医改是一项世界性难题，对于中国医改的评价更是一项极具挑战性的工作。

中国医学科学院是我国唯一的国家级医学科学学术中心和综合性医学科学研究机构，承担着科研、医疗、教育和管理等重要职能。其不仅在基础医学、临床医学、药学等科学领域实力雄厚，同时也通过卫生政策等“软科学”研究发挥着思想库的作用，正在建设成为服务国家卫生政策制定和医学科技发展提供循证决策支持的重要信息库和思想库。作为长期致力于中国医改政策研究的中国医学科学院专家团队，撰写本报告的初衷，除了向社会介绍医改取得的阶段性成果之外，更希望通过本报告让更多的公众对中国医改事业有更全面和更深刻的了解，认识到取得的成就、存在的问题以及将来的发展，也认识到医改过程的艰巨性和复杂性。

本报告汇集了编委会和编写组各位领导和专家的学术思想和研究成果。编委会主要由中国医学科学院的领导和部分院士专家组成，他们对中国医改有着深刻的理解，在推进中国医改中发挥着重要的作用。编写组主要由中国医学科学院卫生政策与管理研究中心的部分专家学者组成，报告内容是他们多年研究成果的体现。

报告介绍了我国医改政策的演变和新一轮医改的主要内容，总结了本轮医改的总体成效和进展，分析了深化医改所面临的问题，并提出了相应的政策建议。希望公众能够通过该报告，对我国医改能有更全面、更深刻的认识，进一步理解医改事业的复杂性和艰巨性，以增强对未来医改的信心。